出　品

临床研究
促进公益基金

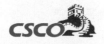
中国临床肿瘤学会

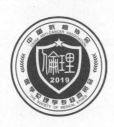
中国抗癌协会
医学伦理学专业委员会

支　持

Tigermed 泰格医药

Pharma 研发客

肿瘤药物临床试验
受试者小宝典

主　审　　秦叔逵

主　编　　洪明晃

副主编　　常建青

　　　　　毛冬蕾

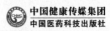
中国健康传媒集团
中国医药科技出版社

图书在版编目（CIP）数据

肿瘤药物临床试验受试者小宝典 / 洪明晃主编. —
北京：中国医药科技出版社，2023.5

ISBN 978-7-5214-3902-1

Ⅰ.①肿… Ⅱ.①洪… Ⅲ.①肿瘤—临床药学—药效
试验 Ⅳ.① R979.1

中国国家版本馆 CIP 数据核字（2023）第 074487 号

责任编辑　于海平
美术编辑　陈君杞
版式设计　锋尚设计
本书插画　杨　睿

出版　**中国健康传媒集团**｜中国医药科技出版社
地址　北京市海淀区文慧园北路甲 22 号
邮编　100082
电话　发行：010-62227427　邮购：010-62236938
网址　www.cmstp.com
规格　787×1092mm　$^1/_{32}$
印张　10
字数　186 千字
版次　2023 年 5 月第 1 版
印次　2023 年 5 月第 1 次印刷
印刷　北京盛通印刷股份有限公司
经销　全国各地新华书店
书号　ISBN 978-7-5214-3902-1
定价　52.00 元

获取新书信息、投稿、为图书纠错，请扫码联系我们。

版权所有　盗版必究
举报电话：010-62228771
本社图书如存在印装质量问题请与本社联系调换

　　《药物临床试验受试者小宝典》出版后，反响还不错，也有读者认为肿瘤药物临床试验的项目多，风险大，受试者需要了解的科普知识还有很多没有涉及。

　　相对于其他疾病，恶性肿瘤及其临床研究有以下特征。

　　1. 危害程度大：恶性肿瘤是导致死亡的主要病因之一，发病率居高不下，新药研发任重道远；

　　2. 病情发展快：等待治疗的时间应尽量缩短；筛选、访视及随访的时间间隔不宜太长；

　　3. 身体状况差：参与肿瘤药物临床试验的多是一线二线治疗失败的患者，入选标准、排除标准应严谨可行，基础治疗、支持治疗，应充分考虑。

　　具体到肿瘤药物临床试验，以下特点试验各方都应予以充分考虑。

　　1. 新药种类多：从化学药品到生物制剂，从细胞毒到靶向和免疫治疗等；

　　2. 设计类型多：Ⅰ、Ⅱ期无缝设计、SIMON两阶段设计、篮式设计、伞式设计等，多是先从肿瘤药物临床试验开始；

　　3. 检查项目多：从临床到实验室，从影像到病理确诊，有创无创等，不一而足；

　　4. 治疗措施多：肿瘤治疗多选择综合治疗，更要精准治疗。从三大手段（化疗、放疗和手术）到联合靶向治疗、免疫治疗，再到中药辅助治疗等，疗效与安全，费用与获益等，错综复杂，决策不易；

5. 访视随访多：肿瘤治疗疗程多，访视就多；评估分析生存率的话，随访时间更长；

6. 合并用药多：临床试验中，合并用药多，可能干扰疗效与安全性的判断，还可能增加肝肾功能的负担，费用增加是肯定的，对此，都需要研究者慎之又慎；

7. 不良反应多：是药三分毒，肿瘤药物尤其明显；

8. 退出失访多：出现重要的不良事件或疾病进展等，有研究医生要求受试者退出的，也有受试者自主提出退出或不告而别的；

9. 终点事件多：有反映近期效果的客观缓解率（ORR），也有远期效果的无进展生存期（PFS）、总生存期（OS），还有分子终点、探索终点、替代终点等，患者自己评估的患者报告结局（PRO）也越来越受到重视。当然，任何时候也不能忘却安全终点；

10. 后续治疗多：临床试验结束或受试者退出试验后，后续的其他抗肿瘤治疗、支持治疗等往往不可或缺，都应得到妥善安排；肿瘤治疗还有些特殊情况，如试验中效果不错的受试者可继续接受"慈善给药"的治疗，对照组受试者出现终点事件后接受试验药物的"交叉给药"等；

11．监管部门发布的肿瘤药物临床试验相关的指导原则也最多。

其实，肿瘤及其药物临床试验的特征特点远不止以上这些。

当前，从政府到医生都在提倡以人为本、以患者为中心、以临床价值为导向，倾听患者的声音；主张科技向善、伦理先行，开展负责任的药物创新。

《肿瘤药物临床试验受试者小宝典》一书中肿瘤医护人员的"临床经验"、研发人员的"大家谈"、受试者的"现身说法"，希望能帮助患者身临其境、充分知情、正确理解和自主选择。

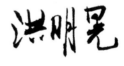

2023 年 3 月

目 录

你问我答

癌症治疗

肿瘤药物临床试验

新疗法之肿瘤免疫治疗

细胞治疗药物的不良反应

肿瘤药物临床试验监管政策

肿瘤药物临床试验招募

如何加入临床试验

肿瘤药物临床试验常见不良反应

研究者的故事

受试者的故事

申办者的故事

你问我答

癌症简介

什么是肿瘤？
肿瘤与癌症是一样的吗？

　　肿瘤在医学上是指机体在各种致瘤因子的作用下，局部组织细胞异常增生所形成的新生物。因为这种新生物多呈占位性块状突起，也称赘生物。根据新生物的细胞学和分子生物学特性及对机体的危害性程度，将肿瘤分为良性肿瘤和恶性肿瘤两大类。在日常生活中，我们听身边的人说某某确诊癌症，实际上是恶性肿瘤的泛称。良性肿瘤一般称为"瘤"。恶性肿瘤来自上皮组织者称为"癌"，来自间叶组织的称为"肉瘤"。某些恶性肿瘤也习惯称为"瘤"或"病"，如恶性淋巴瘤、精原细胞瘤、白血病、霍奇金病等。

```
            ┌─ 良性肿瘤
   肿瘤 ─────┤         癌：来源于上皮组织的恶性肿瘤
            └─ 恶性肿瘤
                      肉瘤：指间叶组织，包括纤维结缔组织、
                      脂肪、肌肉、脉管、骨和软骨组织等，发
                      生的恶性肿瘤
```

肿瘤分类图

（作者：李雪琪　曹素梅）

肿瘤分为哪些类型?

　　肿瘤除分为良性肿瘤和恶性肿瘤外,在临床上也常常按照肿瘤的生长部位来划分命名。比如,在我国癌症发病率排在前面的肺癌、结直肠癌、胃癌、肝癌、乳腺癌以及白血病、恶性淋巴瘤等。现代医学逐步发展的过程中,对于肿瘤的划分更加精准,治疗的方式和手段也随着医学的发展而更有针对性。

（作者：李雪琪　曹素梅）

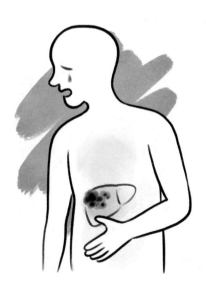

为什么会得癌症？
所有的癌症都是"灭顶之灾"吗？

　　恶性肿瘤的发生与众多因素相关，其中遗传和环境因素尤为重要。现代医学已证明，绝大多数肿瘤的发生都与个体的遗传息息相关，即有癌症家族史的人患癌概率更高。因而，若家中已有患癌的亲属，一定要做好癌症早期筛查并定期复检。在癌症的早期或者"还未露出苗头"的时候就及时治疗和处理，争取将癌症"扼杀在萌芽中"。

　　遗传因素虽然是天生就具有的，但大家不必过于惊慌。有研究表明，癌症与遗传有关，但是有癌症家族史的人并不一定就会得癌症；易感人群和患癌家庭成员也不是对任何癌症都易感，只是患

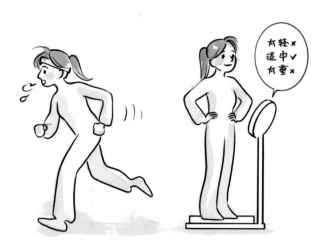

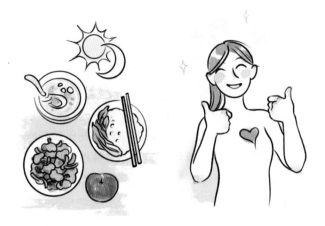

癌的可能性要比其他人大一些。2020年，我国新发肿瘤患者达到457万人，其中家族遗传性肿瘤占5%~10%；而90%以上的患者主要是因为环境因素和生活习惯等因素引起的。在具有遗传背景的个体中，减少环境致癌因素的接触也能降低患癌的风险。

因此，易感人群应比一般人群更应该注意自己的生活方式，包括控制体重、锻炼身体、健康饮食、规律作息和保持良好的心情等，以维持自己的身体健康，减少恶性肿瘤的发生概率。与此同时，还要少接触一些化学致癌物，降低易感基因的癌变风险，并做好早期肿瘤筛查。养成良好的生活行为习惯，可以预防超过40%的癌症。

（作者：李雪琪　曹素梅）

只有上了年纪的人才会得癌症吗？
哪些人群容易得癌症？

年龄是癌症病因学中很重要的影响因素，其实在各个年龄阶段，均有可能发生恶性肿瘤。一般情况下，40岁以前恶性肿瘤的发病率处于较低水平，而40岁以后随着年龄的增长，肿瘤发病率也快速增加，并于80~85岁达到顶峰。然而，各个年龄段都有其相应的高发癌种，比如婴幼儿时期常见的有肾母细胞瘤、神经母细胞瘤，儿童、青少年时期有多种类型的白血病、脑瘤等，因此在生命的每个阶段，我们都要重视自身和家人的身体健康。

除了女性或男性特有的肿瘤，如乳腺癌、子宫内膜癌、卵巢癌、宫颈癌、睾丸癌及前列腺癌以外，大多数肿瘤发病率都是男性高于女性，这可能与激素水平及男性女性职业分布差异有关。

不同区域癌症发病率和病死率之间也存在较大的差别，比如鼻咽癌，就大多发生在我国南方、东南亚等国家和地区，这些地区的发病数约占全球总病例的80%。特别是广东省发病率最高，可达30~50/10万以上。

在职业影响方面，我国已经开展了多项研究，积极探索不同职业人群高发肿瘤类别。目前的研究表明，工农业生产过程中产生的一些物理化学物质都是明确的致癌物，包括石棉、苯、氯乙烯、煤焦

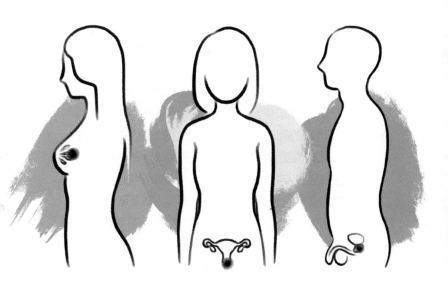

油、砷、职业性放射等物质。长期接触致癌因素，经过较长的潜伏期以后，易患职业性肿瘤，因此从事上述这些职业的人群应特别注意防护，减少接触致癌物。

（作者：李雪琪　曹素梅）

世界和我国目前癌症发病情况是怎样的?

国际癌症研究机构编制的GLOBOCAN统计结果显示,2020年全球超过1930万新发癌症病例和近1000万的死亡病例。预计癌症将成为21世纪世界各国的首要致死病因,估计有近一半的癌症患者发生在亚洲。从世界范围来看,恶性肿瘤的发病率仍然呈逐年上升趋势。尤其是在欠发达的国家和地区,恶性肿瘤发病率增长更为明显。随着城市化、人口老龄化趋势和工业化逐渐加剧,不良生活习惯的长期存在,我国癌症发病率总体呈上升趋势。在癌症发病年龄方面,总体呈现年龄前移趋势,女性比男性更为明显。

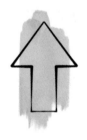

赫捷院士团队作为通讯作者在JNCC发表*Cancer Incidence and Mortality in China, 2016*的文章。该研究基于国家癌症中心最新数据,从全国682个癌症监测点中遴选487个高质量监测点,覆盖人口达3.8亿,详尽阐述了2016年我国癌症疾病负担情况。

(作者:李雪琪 曹素梅)

癌症给我国带来了什么影响? 我国与世界癌症流行特征的差异有哪些?

　　2016年我国癌症发病情况新发病例为406.4万、世标发病率为186.46/10万,男性高于女性(207.03/10万vs168.14/10万)。男性高发肿瘤依次为肺癌、胃癌、肝癌、结直肠癌和食管癌,女性高发肿瘤依次为乳腺癌、肺癌、结直肠癌、甲状腺癌和胃癌。男性高病死率的肿瘤依次为肺癌、肝癌、胃癌、食管癌和结直肠癌,女性依次为肺癌、胃癌、食管癌和结直肠癌。此外,乡村居民的发病率和病死率均比城市居民高。

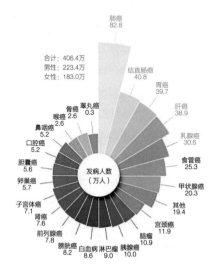

2016年我国癌症发病情况新发病例图

来源: Cancer Incidence and Mortality in China, 2016

另据美国癌症学会发表的《2018年全球癌症统计数据》报告，评估了185个国家中36种癌症的发病率和病死率，我国癌症发病率及病死率均居于全球首位。

（作者：李雪琪　曹素梅）

哪些癌症危害性最大？

癌症的危害性需要从多个角度进行评估，特别是进展阶段。对于任何一种恶性肿瘤，一旦发展到中晚期，对身体的伤害都是极大的。因而我们不能简单地说某一类肿瘤的危害性如何，而要尽量在疾病发生的早期注意到身体发生的变化，改变不良生活方式，及时进行诊疗。比如在广东地区高发的鼻咽癌，由于鼻咽癌的原发部位隐蔽，不易被早期发现；同时，在疾病的早期临床症状常常是不典型的，如咳嗽、鼻塞和涕中带血，易与鼻炎、感冒等症状混淆；而当典型的症状出现时，70%～80%的患者在首次就诊时已经处于中晚期阶段。中晚期鼻咽癌的五年总生存率显著低于早期鼻咽癌患者。因此，恶性肿瘤的早筛查、早诊断、早治疗是降低恶性肿瘤对机体危害的首要措施之一。

（作者：李雪琪　曹素梅）

得了癌症还有救吗？

　　看到这里，患者一定非常担心自己的情况。对于大多数患者及其家属来说，"癌"这个字就像是沉重的大山，一旦得知自己或身边的亲戚朋友得了癌症就十分恐慌。其实大可不必谈"癌"色变。随着我国医药学事业的不断发展，根据我国2003～2005年与2012～2015年的癌症5年生存率的统计结果对比，发现我国有一半癌种的5年生存

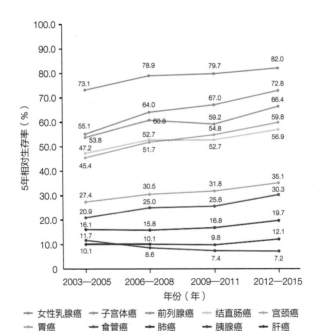

我国主要癌症5年相对生存率
来源：《柳叶刀—全球健康》

率在稳步上升，其中就包含了食管癌、胃癌、子宫体癌、甲状腺癌、宫颈癌及膀胱癌等。特别是女性发病率最高的乳腺癌，5年生存率已经从73.1%上升至82.0%，且随着各地区癌症预防政策的不断更新、医疗技术水平的不断发展以及医疗保险的普及，癌症已经不再是"灭顶之灾"，我们已有更多的手段和方法来预防和治疗。

（作者：李雪琪　曹素梅）

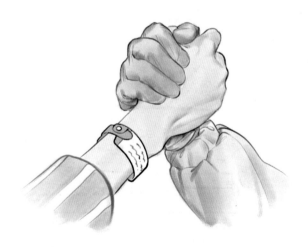

癌症预防

癌症可以预防吗？

　　癌症是导致我国居民死亡率最高的疾病之一。随着经济和社会的发展，医学研究也取得了巨大进步，对癌症的病因也了解得更加透彻，癌症的预防也更加行之有效。讲到癌症的预防，先要了解以下两个重要概念。

　　一级预防：消除或减少对癌症危险因素的暴露，并通过降低对其影响的敏感性，如戒烟、减少腌渍食物的摄入等，避免癌症的发生。事实上，1/3～1/2的癌症都可以通过一级预防避免或延缓病程，能够有效避免癌症的发生或继续进展。

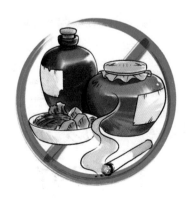

二级预防：通过定期防癌筛查发现早期癌变或癌前病变，及时进行有效治疗，减少癌症发生并延长生存期。

一级预防和二级预防的概念听起来似乎有些生涩，简单来说，一级预防是从病因上预防，从"根"上进行预防，比如吸烟会导致心脏及肺部疾病，包括肺癌，那么一级预防就是戒烟，从根本上避免该疾病或使得该疾病发展过程慢一点，有更大的空间去就医。二级预防就是我们平时所说的"早筛查、早诊断、早治疗"。通过癌症筛查等手段，可以及时发现身体的异常，尽快就医，争取在疾病的早期或者进展前期就进行治疗和干预，不让疾病有发展到中晚期的机会。

在我国，恶性肿瘤的发生往往与不健康的生活方式、环境污染等密切相关，因而在一级预防方面，我国针对不同的病因制定和实施了多项针对性的防控政策。如由于吸烟与多种癌症关系密切，出台控烟政策，倡导居民为了自身和他人的健康戒烟和减少抽烟，公共场所禁止吸烟等；多种癌症的病

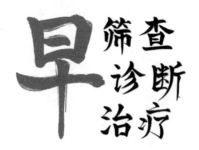

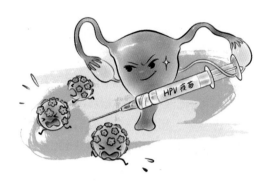

因与职业因素相关，我国也根据病因联系进行多种职业环境中癌症危险因素的防护；同时，向公众宣传改变不健康的生活习惯，如戒酒、不要经常咀嚼槟榔等。

在二级预防方面，我国更是开展了多种癌症筛查，如"农村癌症筛查项目""城市癌症早诊早治"等针对肺癌、乳腺癌、结直肠癌、食管癌、胃癌、肝癌的单一病种的筛查或联合多病种开展早期癌症筛查，实现早诊断、早治疗，以提高癌症患者的生存率和生存质量，降低死亡率。

近些年，在肿瘤防治方面，疫苗也起到了重要的作用，现在常听到的"九价"疫苗就是预防人乳头瘤病毒（HPV）感染的有效手段，对于适龄人群，接种HPV疫苗能够有效减少宫颈癌的发生，配合不同年龄段宫颈癌筛查能够显著减少宫颈癌对女性生命健康的威胁。

（作者：李雪琪　曹素梅）

不同癌症的筛查方法有哪些？

随着医疗水平的提高，癌症筛查的手段已逐渐多元化，包括对靶器官可视化检查、影像学检查，如CT、核磁共振、超声，或者癌症相关生物标志物检测如抗体检测、抗原检测等。近些年随着对人类基因组分析的进步，基因检测在癌症筛查、治疗方案筛选上也有了更多的应用。目前结直肠癌、乳腺癌、宫颈癌、肺癌这四种癌症是公认的可以有效筛查的癌种，通过定期的体检和筛查，能够降低10%~30%的死亡率。

4种癌症筛查方案表

癌症类别	筛查方案	筛查频率
结直肠癌	结肠镜	建议40岁的人群进行结直肠癌风险评估，评估为中低风险的人群在50~75岁进行结直肠癌筛查，高风险人群在40~75岁接受结直肠癌筛查
乳腺癌	乳腺彩超和钼靶	一般风险人群1~2年进行一次乳腺超声检查 高风险人群每年进行一次乳腺超声联合钼靶检查
宫颈癌	宫颈脱落细胞学筛查（TCT）	21~29岁，每三年做一次TCT检查 30~65岁，每5年做TCT+HPV联合检查
肺癌	低剂量螺旋CT	50~75岁高危人群每年一次低剂量螺旋CT检查

（作者：李雪琪　曹素梅）

癌症诊断

癌症是如何诊断出来的？

通常是因为身体出现症状后去医院检查、常规体检或防癌筛查时怀疑是否患有癌症。如果要确定或排除这种怀疑，需要做进一步诊断性检查。这些诊断性检查主要包括血清肿瘤标记物和影像学检查，比如超声检查、计算机断层扫描（CT）、PET-CT与磁共振成像（MRI）等。血清肿瘤标记物检测异常提示机体可能患癌，而影像学检查可以显示肿瘤的存在、位置和大小，是否有转移等。此外，还有病理活检，这是一种有创检查，通过穿刺或手术获取病变组织样品并且依靠显微镜检查，如果找到癌细胞，可以确诊癌症。在诊断癌症后，还需要进行分型分期。分期是为了描述癌症发展程度，主要包括癌症大小、是否已经扩散至临近组织或扩散至更远的淋巴结或其他组织和器官等。

（作者：梁露霞）

肿瘤诊断中为什么需要检测生物标志物、基因、靶点？

如前所述，肿瘤的诊断常常需要进行生物标志物检测、基因检测和靶点检测。单一的诊断方式，无法精准诊断肿瘤，所以多诊断手段综合判断非常有必要。

在肿瘤诊断中，生物标志物是血液、尿液等体液或组织中能被检测的，能直接或间接反映一个人是否得病以及病症情况的指标。最常见的肿瘤生物标志物有：甲胎蛋白AFP，作为血清标志物，用于原发性肝癌的诊断；癌胚抗原CEA，常见于大肠癌、胰腺癌等，但妊娠期、心血管疾病、糖尿病等人群血清CEA也会升高，所以这个指标仅作为辅助诊断指标。

基因如我们熟知，以DNA片段的形式存在并携带遗传信息。一些基因参与了肿瘤的发展，因此基因检测有助于肿瘤诊断。近年来很热门的K-RAS基因突变，在胰腺癌早期样本、大肠癌粪便样本、肺癌痰样本都可以被检测到，可辅助诊断。

靶点指的是药物与人体机体结合的大分子部位。通过检测患者是否携带药物靶点，进行伴随诊断可以帮助肿瘤的个体化治疗，提高用药效率，最终使药物疗效最佳和/或安全性更好。

（作者：孟艺　孟丹）

对于肿瘤药物临床试验，为什么需要对生物标志物、基因、靶点检测？

检测生物标志物、基因以及靶点，可以更好区分疾病及其亚型，筛选靶向的受试者，也可以用于药物疗效的评估，最终目的是帮助临床试验参与者获益。以乳腺癌为例，常听见HER2阳性或者阴性的说法，HER2阳性和阴性即乳腺癌的亚型。举个例子，对于抗HER2药物，筛选受试者时需要对其进行IHC和FISH等检测，以进一步区分其疾病亚型。对于HER2低表达或者不表达的受试者，并不能从靶点为HER2方案中获得理想疗效，因此可排除HER2阴性受试者进入临床试验；而被筛选进入临床试验的阳性受试者，理论上可以良好响应抗HER2药物，从该临床试验更多获益。

（作者：孟艺　孟丹）

肿瘤药物临床试验为什么需要第三方中心实验室？

第三方中心实验室主要可以检测对一致性要求高的指标如疗效指标，临床上较新的指标如探索性指标，这就包括了上述的生物标志物、基因和靶点检测等。

特别是对于多中心临床试验，在不同试验机构采集的受试者样本如果在不同机构检测，不同机构所使用的方法、正常值范围定义有差异，这将导致即使同一份样本，在不同机构检测可能产生不同的结果。如果将样本运往一个第三方中心实验室一起检测，可以大大消除不同中心实验室检测的差异，得到可靠有效的结果。此外，近年来，抗肿瘤药物临床试验中所用于诊疗的评价指标通常较新，包括生物标志物/基因/靶点检测等，第三方实验室通常有专业的技术人员可以开发相应的新检测方法，为肿瘤药物临床试验提供高质高效的检测。

为确保第三方中心实验室有资格进行上述临床试验相关的检测，根据《药物临床试验质量管理规范》，要求"涉及医学判断的样本检测实验室，应当符合相关规定并具备相应资质"，以确保实验室符合相应的质量标准。

（作者：孟艺　孟丹）

在肿瘤药物临床试验中，为什么采用医学影像作为诊断和评估疗效的方法？

新药临床试验最关注的是安全性和有效性。是否能够达到疗效评估的终点指标，决定产品是否能够获得申报批准。20世纪90年代末，肿瘤新药研发开始取得突破性进展，医学影像在肿瘤药物临床试验中的价值越来越被认知和重视，成为可靠的诊断和疗效终点评估指标，用于评估无进展生存（PFS）、客观缓解率（ORR）、疾病缓解时间（DOR）、疾病控制率（DCR）、疾病进展时间（TTP）以及疾病控制时间（DDC）等。

（作者：梁露霞）

肿瘤诊断常见的影像检查及临床试验常见的影像检查有哪些？

肿瘤诊断常用影像学检查，包括但不限于CT、MR、超声检查、内窥镜、PET/CT或者PET、核素检查、血管造影（DSA）、X线以及胃肠气钡双重造影等。针对不同瘤种及目的，所采用的肿瘤检查方法也会有所不同；有时会采用多种检查方法，以便互补信息。

CT，即计算机断层扫描，几乎是所有实体瘤临床试验最常用的检查方法。增强CT具有诊断敏感性高、适应症广泛、评估可重复性好、检查快捷、费用适宜、无创等优点。

MR，即核磁共振，在实体瘤临床试验中，可用于CT造影剂过敏、肾功能受损、可疑病灶进一步确诊及中枢神经系统肿瘤评估等情形。MR具有诊断敏感性及准确性高、多方向、多参数、信息量大等优点，但相对CT而言，有扫描时间较长、费用偏高、数据量大等局限性。

PET，即正电子发射计算机断层显像，主要反映的是肿瘤的代谢水平，利用正电子核素标记葡萄糖等人体代谢物作为显像剂，通过病灶对显像剂的摄取来反映其代谢变化。PET/CT中的CT，主要是将PET图像与CT图像融合，起到定位作用。

（作者：梁露霞）

为什么多中心临床试验常需要独立中心影像？

医学影像数据标准化、高质量化是提高影像诊断准确率和可重复性的基石。

独立中心影像是独立于研究中心及申办方的。独立阅片委员会（IRC）依据原始医学影像数据进行独立评估，阅片标准统一，故疗效评估结果更客观、稳定、可靠，产生的差异性相对小。独立IRC阅片，由于规避毒副作用相关的临床资料，能较好保持盲态；且由于其独立性，从而使疗效评估偏倚性小，更好保证了影像数据标准化、高质量化，疗效评估盲态、专业化，评估差异性的有效控制及保证数据完整性和可追溯性。

临床试验一般持续时间较长，常持续数年，因此保证数据和文档的完整性和可追溯性尤为重要。独立中心影像在临床试验运营中，有系统性的标准操作规程要求，能较好地保存数据，也方便查阅。

（作者：梁露霞）

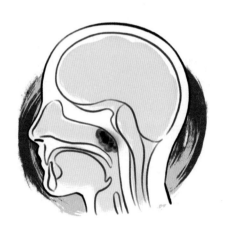

癌症治疗

什么是肿瘤外科治疗？

目前治疗肿瘤的方法，如放疗、化疗、免疫和基因细胞治疗等，越来越多，但60%以上的实体肿瘤仍以手术治疗为主要根治手段。此外，肿瘤外科治疗对于肿瘤的预防、诊断、分期、重建和康复都起着无可替代的作用。

肿瘤外科治疗是通过手术将肿瘤及其区域淋巴结或受肿瘤侵犯的周围器官局部切除或消灭，力求达到清除肿瘤的效果。外科治疗是目前绝大多数实体肿瘤取得根治的主要方法，主要适用于早、中期肿瘤患者，少部分晚期肿瘤也可以通过外科治疗在一定程度上降低肿瘤负荷、减轻症状和改善生活质量。

（作者：徐立　杨子良）

肿瘤外科发挥哪些作用？

肿瘤外科治疗除了应用于治疗肿瘤外，还可以用于肿瘤的预防、诊断、重建和康复。

预防作用

目前，大多数肿瘤的具体病因和发病机制并不明确，且尚无绝对有效的预防措施。对一些容易癌变的先天或后天性疾病实施预防性手术，可以起到阻断癌变发生的效果。例如家族性多发性结肠息肉病患者行结肠切除以预防结肠癌，切除口腔黏膜白斑以预防口腔癌等。

诊断作用

恶性肿瘤治疗前必须有一个明确的诊断，病理诊断是肿瘤诊断的"金标准"，而要取得病理诊断往往需要通过外科手术获取肿瘤组织或一定数量的肿瘤细胞。常用的方法有穿刺活检、咬取活检、部分切取活检和完整切除活检等。医生会根据肿瘤的大小、所在器官和部位选择合适的术式，为诊断提供依据。

治疗作用

许多良性肿瘤（如皮下脂肪瘤、子宫肌瘤等）通过手术切除可获得痊愈。早期癌瘤（如Ⅰ期宫颈癌、乳腺癌等）根治性切除术后5年生存率可达90％以上，中期或局部晚期恶性肿瘤（Ⅱ～Ⅲ期）

通过以手术治疗为主的综合治疗，5年生存率也可达30%～60%。部分晚期癌症（Ⅳ期）患者需要做姑息性手术或减状手术以达到减轻痛苦、延长生存期的目的，例如合并骨转移的患者行骨科手术以恢复行动能力，合并消化道梗阻的患者通过手术解除梗阻、恢复进食等。此外，一些在肿瘤发生发展中的严重并发症也常需要外科紧急处理，例如通过胃部分切除治疗胃癌引起的穿孔和出血等。

信心重建与康复

肿瘤外科医生不仅要切除肿瘤，也要关注患者的生存质量，例如乳腺癌根治术后通过乳房再造术重塑患者形象和信心等。

（作者：徐立　杨子良）

肿瘤外科治疗的效果如何？

决定外科治疗效果的主要是肿瘤性质和治疗时肿瘤所处的阶段（即肿瘤分期）。对于良性肿瘤（如子宫肌瘤、乳腺纤维瘤等），通过外科治疗可治愈。对于大部分恶性肿瘤（即癌症）而言，在早期或中期时，手术是核心治疗手段，部分患者单纯通过外科治疗就可治愈，部分患者还需要联合其他治疗手段。而对中晚期癌症患者，单纯外科治疗的效果很有限，即使肉眼达到"根治性切除"，往往在一段时间后肿瘤仍会出现复发或转移，因此，如今恶性肿瘤的治疗大多需要综合治疗。所谓综合治疗，就是根据患者具体病情，综合应用多种治疗手段（包括外科治疗、放射治疗、介入治疗、药物治疗等）。综合治疗不是将这些治疗手段进行简单叠加，而是需要有经验的医生和团队结合患者具体情况和现有的循证医学证据来适当应用。

因此，为了达到最好的治疗效果，对于健康人群和肿瘤高危人群（如携带EBV、HBV、HPV病毒，或近亲属中有肿瘤患者等）需要定期开展防癌体检。即使发生肿瘤，争取在早期阶段及时发现，通过及时外科治疗，治愈的机会很大。对于外科治疗后的恶性肿瘤患者，也要终生定期随访，以便及时发现和处理肿瘤的复发或转移。体检和随访的项目包括体格检查和必要的实验室检查、影像学检查（如彩超、CT、MR等）。

（作者：徐立　杨子良）

肿瘤外科治疗的发展趋势是什么？

近20年来，随着对肿瘤发生、发展机制研究的深入，肿瘤学已从过去的细胞水平过渡到了如今的分子水平。加上新的治疗设备、技术、药物不断问世，使得肿瘤外科治疗理念和方法不断更新，其发展趋势如下：

肿瘤的分子特征指导治疗

随着对肿瘤分子特征认知不断加深，可以更精确地判断患者预后，进而决定手术方式，以及是否需要进行术前、术后放化疗等。

兼顾根治与功能

肿瘤外科的发展经历了切除范围由小到大，再由大到小的过程，患者对生活质量的要求不断提高，既要治愈肿瘤又要外形美观，目前肿瘤外科治疗更具挑战性。例如，乳腺癌从局部切除，到乳腺癌根治术，甚至扩大根治术，再到乳腺癌的保乳手术和整形手术，需要强调的是，保留功能不能以牺牲疗效为代价，一定要在确保肿瘤疗效的基础上再对手术进行改进和简化。

更强调综合治疗

由于目前能够早期发现早期诊断的肿瘤占比很少，绝大多数肿瘤很难通过单纯的外科治疗治愈，因而需要联合其他疗法才能获得好的疗效。随着靶向药物、免疫治疗等新的治疗方式取得不断进步，更多的中晚期患者可以通过综合治疗获得根治的机会，综合治疗的发展给肿瘤外科治疗带来新的局面。

肿瘤微创外科

随着肿瘤生物学理论和工程技术的进步，肿瘤外科迈向了微创时代，腔镜手术和机器人手术越来越广泛应用于肿瘤外科。相较传统手术而言，微创手术与传统手术疗效相似，兼具有创伤小、恢复快、疼痛轻、住院短、美容等优点，但肿瘤微创外科对医生的规范化技术培训和对设备等都有更高的要求，对于缺少经验的中心建议谨慎开展，不要因盲目追求"微创"而影响肿瘤的根治效果。

（作者：徐立　杨子良）

肿瘤放射治疗经历了哪些发展阶段？

1895年12月德国科学家伦琴发现了X射线，标志着放射治疗的诞生；1898年居里夫妇发现了放射性镭，开启了放射性同位素治疗时代。1934年Coutard发明了常规分割照射，每周患者连续照射5天休息2天，每天照射1次$1.8 \sim 2.0$Gy，一直沿用至今。1921年北平协和医院放射科成立，我国开始了放射治疗。1946年Robert R. Wilson发现"布拉格峰"现象，为1954年Tobias等人在美国进行世界上第一例质子线治疗晚期乳腺癌，1994年日本建成世界首台重离子医用加速器HIMAC并治疗患者。放射线可以用于良性病和肿瘤的治疗，目前主要用于肿瘤的治疗。约70%的癌症患者在治疗过程中需要经历放射治疗。在55%可获得治愈的肿瘤患者中，22%的贡献来自放疗，27%的贡献来自手术，另外6%来自药物治疗。放疗作为肿瘤治疗经典的"三驾马车"（手术、放疗、药物）之一，其重要地位毋庸置疑。

（作者：何侠）

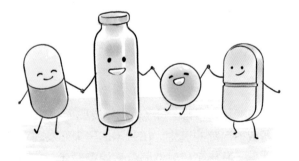

什么是放射治疗？

放射治疗（简称放疗）是用放射线来治疗肿瘤。提到放射线，大家可能会担心，它不是对人体有伤害的吗？大家不必谈"辐"色变。第一，人类本身就生活在地球的"天然本底电离辐射"环境中，这种本底辐射来源于宇宙射线和地壳天然放射性核，流行病学调查显示，这种天然辐射对人体健康无危害。第二，抛开剂量谈放射线的危害，是不科学的。在肿瘤治疗中，放射线是如何达到杀伤肿瘤，而不对人体产生严重损伤呢？放疗医师正是使用这把双刃剑的关键决策者，他们要权衡利弊、扬长避短，合理选择放疗时机，利用现代放疗技术使得放射线既能精准杀灭肿瘤，还可使肿瘤周围正常组织接受的照射剂量在可耐受的范围之内。

放射治疗中所使用的放射线，包括放射性同位素产生的 α、β、γ 射线和各类X射线治疗机或加速器产生的X射线、电子线、质子束及其他粒子束等。目前国内临床最为广泛应用的射线为直线加速器产生的高能X射线。放射治疗既可以单独使用，也可以与手术、化疗及靶向免疫等药物治疗一起"搭配"使用。无论是单打独斗，还是鸡尾酒式治疗，都需要秉承一个重要原则就是患者最大获益风险比，尤其是与其他手段联合使用时，要综合考虑相互的影响，无论是疗效上的还是毒性反应上的。

放射治疗根据作用又可分为根治性放疗、辅助性放疗、姑息性放疗和挽救性放疗等。大家比较关心的是，哪些肿瘤可以通过放射治疗得到根治呢？在临床上，包括鼻咽癌、头颈部肿瘤、前列腺癌、淋巴瘤、宫颈癌、精原细胞瘤、肛管癌、皮肤鳞癌、肺癌、食管癌等适合应用放疗，还有部分良性或低度恶性肿瘤如骨巨细胞瘤、侵袭性纤维瘤病、朗格汉斯组织细胞增生症和瘢痕等也可以使用放疗，效果较好。

辅助性放疗通常指在手术前后"辅助性"给予放疗，以锦上添花增加肿瘤控制率，例如直肠癌术前辅助放疗、高危头颈部鳞癌术后放疗及各类非R0根除术的术后放疗等，还有部分肿瘤如胰腺癌可以使用术中放疗以增加肿瘤局部控制率。姑息性放疗是指以减轻症状提高生活质量为目的，多数在晚期患者发生脊髓压迫、骨转移疼痛、脑和肺转移局部症状中应用。挽救性放疗是指某些肿瘤在首程优选的治疗手段如手术或化疗后，出现不耐受和原发抗拒、治疗失败等，可以接受挽救性放疗。例如早期霍奇金淋巴瘤化疗抗拒、前列腺癌术后生化复发等。

放射治疗根据方式不同还分为"外"照射和"内"照射，临床应用较为广泛的是使用加速器进行的人体远距离"外"照射，"内"照射通常是把放射性粒子或辐射源置于人体的肿瘤内部或附近、近距离实施治疗。加速器外照射放疗结束后，停止产生X线，患者体内没有放射源，不会携带辐射回家。近距离"内"照射中，对治疗用放射源有严格的监管措施和行业规范，从业人员必须取得相应资质，医生应根据各自相应的核素衰变周期和防护要求进行治疗，或在患者单次治疗后取出辐射源，或给患者佩戴相应的防护衣、防护眼镜围脖等，患者如果按照要求采取防护措施，通常不会对其自身和周边的人产生非治疗目的以外的不必要损伤。

（作者：何侠）

放射治疗方案的制定过程有哪些？

现代放射治疗的计划和实施是一个多环节、多步骤的复杂完整过程，由多个部门来共同完成，每一个环节和步骤的任何差错都可能会导致治疗效果不理想。很多患者入院后常有疑问：为什么我们办理入院两三天了，还没有开始放疗？这就是因为放疗方案制定需要七大步骤：

评估患者对放射治疗的耐受性及是否可以从中获益；

确定患者舒适的、重复性好且能满足治疗需要的体位和体位固定装置；

用X线/CT/MR模拟定位；

在定位CT/MR上逐层勾画患者肿瘤的轮廓、治疗靶区和正常组织；

确定放射治疗计划；

勾画患者肿瘤的轮廓、治疗靶区和正常组织；确定放射剂量；

验证计划、剂量和位置等。

这七大步骤，逐一仔细执行需要5～10个工作日。患者入院做完病情评估、拟定放射治疗方案后，放射治疗的工作才刚刚开始，后续这些流程，要医师、物理师（剂量师）、治疗师及护理人员的通力配合及全程随访观察，才能使各位患者得到最精准、最有效的治疗。这里需要特别指出，近距离放射治疗流程基本与外照射类似，但从第二步开始其定位、计划设计、实施和剂量验证等，有其特殊的一套标准和规范，作为特殊技术也要有具备资质的从业人员开展实施，患者务必要在正规医疗机构就医，且与医师多沟通、积极配合，以获得最佳疗效。

（作者：何侠）

放疗需要多少个疗程？需要多少天？

由于正常人体对放射线的耐受性，对于患者的本次肿瘤病程来说，放疗通常只有连续的"一个"疗程。治疗期间每天照一次，每周治疗5天，以利于正常组织细胞的损伤修复。放射治疗整个疗程所需的时间取决于肿瘤的类型、位置和范围、治疗的目的、患者的身体状况等多方面的因素，不同情况下治疗时间不尽相同，也可能有每天照射两次的超分割照射；或者一次超过常规剂量的大分割照射；总体时间短则几天，长则7～8周。如果只照射一次的大剂量立体定向放射治疗，我们称之为"刀"，如"γ刀""X刀"。

需要提醒的是，患者放疗结束后，如果在后续随访过程中出现肿瘤进展（复发或转移），就需要考虑进入新一轮的治疗周期和疗程。临床医师会根据进展间隔期、病灶部位、大小等因素综合考虑，给出针对进展后病灶的再程放疗方案，这与初始放疗不是一个意义上的疗程，有必要区分。再程放疗通常要非常慎重，要认真评估正常组织的耐受情况。

（作者：何侠）

放疗过程中需要注意什么？

饮食方面不要随意忌口，以免导致营养摄入不足，影响患者放射治疗效果、治疗耐受性和生活质量。头颈部和消化道肿瘤进行放疗的患者，建议以进食细软高营养食物为佳，勿食生冷食物，忌烟酒和辛辣刺激类食物。放疗期间尤其要注意放疗区域的皮肤保护，不要揉搓、挠抓放疗区域皮肤，放疗区域皮肤画线的患者需谨慎保护皮肤上的线，不能使其脱落。放疗期间，可以选用保护皮肤的辐射防护喷雾在放疗区域喷洒，以保护该区域内皮肤。放疗期间抵抗力较差，病友需要注意保暖，适度洗澡并谨防感冒。最后，保持心情舒畅，有利于免疫力，对治疗效果有帮助。

（作者：何侠）

放疗结束后该做什么？

随着现代医学的不断进步，肿瘤正在成为一种慢性病，因此，治疗肿瘤也是一场持久战，特别是晚期和复杂性病例，需要多学科的共同参与。放疗结束后，根据病情评估，医师如果有后续治疗建议，患者务必与医师多沟通并配合完成后续全程治疗。另外，放疗结束后医师会给出随访观察建议。一般放疗后第一个月全面复查一次，以后根据肿瘤不同，会为各位病友制定个体化的复查时间及内容。随访检查是监测疗效和观察毒性反应的有效措施和护航员，按要求做好随访很重要。

（作者：何侠）

放疗有什么不良反应？

任何治疗都会有一定的不良反应，肿瘤治疗更是一个权衡利弊的过程，如果控制肿瘤、提高生存的"利"大于放疗带来的"弊"时，此时患者便是获益的。放疗的不良反应可分为急性不良反应和迟发性不良反应。

急性不良反应

在放疗后不久开始出现，主要包括疲劳、食欲不振、头昏、呕吐、腹泻以及骨髓抑制，还有照射区皮肤黏膜红肿、溃烂、疼痛以及咳嗽、吞咽困难，头部受到照射以后会出现脱发，通常在治疗结束后几周内逐渐缓解消失。

迟发性不良反应

往往在放疗结束后6个月或更长时间出现，包括不孕症、关节疾病、淋巴水肿、口腔疾病、脊髓损伤、皮肤、肌肉和肺组织纤维化改变，甚至罕见的第二原发癌。

放疗虽然有出现上述不良反应的可能性，但并不代表所有人都会出现严重不良反应，也不是所有的不良反应都会同时发生，绝大多数患者仅仅会出现一定的皮肤黏膜反应。当正常组织辐射损伤在合理耐受程度之内，而通过放射治疗能获得肿瘤的有效控制甚至根治及生活质量的提升，这样性价比合理的结果，正是医生和患者共同的愿望。

罹患肿瘤是不幸的，但随着科技的发展，肿瘤已不绝对是"绝症"，半数以上的肿瘤完全可以通过现代综合治疗手段达到治愈的目的。希望患者正确面对，保持良好的心态。

（作者：何侠）

什么是化疗？

肿瘤的化学治疗（简称化疗），指使用化学药物（又称细胞毒药物）杀灭肿瘤细胞或抑制肿瘤细胞生长、增殖的一种方法。化疗可缩小肿瘤，改善肿瘤患者生活质量，延长患者生存时间甚至治愈患者。

（作者：胡耀方　王凤华）

化疗药如何杀伤肿瘤细胞？

不同的化疗药作用机制各有不同，总体来说，化疗药进入人体内部后，直接破坏DNA结构或与DNA结合影响其功能，或干扰核酸合成进度进而影响DNA合成，或影响RNA转录，或影响核糖体功能及蛋白质合成，或影响微管系统，或抑制拓扑异构酶等阻止杀伤肿瘤细胞并阻止肿瘤细胞的增殖浸润和转移。

（作者：胡耀方　王风华）

常见化疗药有哪些？

自1943年耶鲁大学的Gilman将氮芥用于治疗淋巴瘤取得了疗效，揭开了现代癌症化疗的序幕。随后化疗药快速发展，目前进入临床的化疗药有数十种。第一代化疗药包括20世纪50年代发现的氟尿嘧啶（5-FU）、甲氨蝶呤（MTX）、环磷酰胺（CTX）等。第二代化疗药是指20世纪60年代至70年代发现的长春花碱、阿霉素、阿糖胞苷、博莱霉素、顺铂、卡铂、依托泊苷等。第三代化疗药物指20世纪80年代后出现的，包括吉西他滨、紫杉类和喜树碱类、奥沙利铂、培美曲塞等。

（作者：胡耀方　王风华）

化疗药有哪些给药途径？

化疗药物给药途径如下。

静脉给药：包括静脉注射和静脉滴注，为避免化疗药的渗漏导致的组织反应或坏死以及栓塞性静脉炎，强刺激性药物宜深静脉置管给药；

口服；

腔内注射：包括胸腔内化疗、腹腔内化疗、心包腔内化疗、鞘内化疗和膀胱内灌注化疗等；局部涂抹：将药物制成油膏外用；

动脉内化疗：适用于某些晚期不宜手术或复发而局限性肿瘤，直接将药物注入供应肿瘤的动脉。

（作者：胡耀方　王凤华）

化疗药有哪些常见不良反应？

俗话说"是药三分毒"。化疗药进入体内杀伤肿瘤细胞的同时可能杀伤机体正常细胞而带来不良反应。按照发生的时间点包括近期不良反应与远期不良反应。

近期不良反应是指用药过程中或用药后短时间内出现的不良反应，如过敏、恶心呕吐、腹泻、血液学毒性、肝肾功能损害、皮疹和脱发等。

远期不良反应指用药后数月甚至停药后多年出现的不良反应，包括神经毒性、心脏毒性、内分泌失调以及畸胎等。某些药物对器官具选择性毒性作用，如奥沙利铂引起的感觉神经毒性、蒽环类药物引起的心脏毒性等。

（作者：胡耀方　王凤华）

化疗不良反应有哪些危害？

化疗不良反应会带来患者身体痛苦和精神折磨，干扰生活质量，更重要可能影响治疗，包括推迟治疗，或降低药物剂量，或中断控瘤治疗，甚至导致死亡，最终影响治疗效果和预后等。

（作者：胡耀方　王凤华）

如何避免及减少不良反应？

临床化疗过程中要注重不良反应的认知及全程管理，在疗效与安全中博弈。化疗不良反应管理原则如下。

治疗前不良反应发生风险的评估：包括对患者的全面评估（如年龄、体能状况、重要脏器功能状况、营养状况、合并症、药物代谢酶的分子分型及治疗依从性等）和对治疗药物的全面评估（如所选药物的不良反应谱、给药剂量、给药时长、药物相互作用等）；

治疗前不良反应的预防：充分了解所选药物的不良反应谱，针对一些已知常见的不良反应，提前做好预处理和患者宣教，如骨髓抑制的预防、化疗相关恶心呕吐的预防等；

给药过程中不良反应的监测：从患者主诉症状、查体体征、实验室检查等多角度关注，及时发现；

治疗后出现不良反应的诊断：对于已发生的不良反应需要寻找病因，排除非化疗相关因素如肿瘤疾病、自身合并症、非肿瘤用药或患者精神心理因素等，对化疗相关性不良反应的严重程度进行分级；

不良反应的处理：参照NCI不良事件严重程度分类标准进行分级，根据不同的分级予以相应的处理。

（作者：胡耀方　王凤华）

肿瘤药物临床试验

为什么要开展肿瘤药物临床试验？

　　肿瘤药主要包括化疗药、靶向治疗和免疫治疗等，未上市的新型肿瘤药都要经过临床试验，在疗效和安全性通过临床试验确证和国家药品监督管理局审批通过后才能上市用于临床治疗。对已经上市的肿瘤药，如果需要拓展该药在新瘤种上的适应症，或者针对已获批适应症的瘤种需要探索新的给药时机（如晚期肿瘤治疗前移到早期肿瘤术后辅助治疗等）、新的联合方案（如化疗联合靶向、化疗联合免疫、免疫联合靶向等）或改变给药途径（如静脉给药改腔内注射）等，都需要通过新的临床研究来确证并通过监管部门审批获批适应症。

（作者：胡耀方　王凤华）

肿瘤药物获批适应症前，需要经历哪些临床试验阶段？

　　基于化疗临床前研究数据（包括药物分析研

究、药效学、药动学和毒理学等）和经国家药品监督管理局审批后新药才能进行人体临床试验。肿瘤药临床研究过程通常分为Ⅰ期临床研究、Ⅱ期临床研究和Ⅲ期临床研究。

（作者：胡耀方　王凤华）

患者初步具备哪些条件可进一步筛选加入肿瘤药物临床试验？

不同临床研究及所处的研究阶段不同的患者入组和排除标准存在不同。总体来看，基本入组标准：

经病理组织学和（或）细胞学确诊的恶性肿瘤患者。

无严重的造血功能异常（不适用于血液病患者），心、肺、肝、肾功能基本正常。

体力状况良好，ECOG评分0至1分。

至少有3个月的预期寿命。

无明显合并症，包括严重的不愈合的伤口、胃肠道穿孔或肠梗阻、6个月内有心肌梗死或不稳定型心绞痛或严重感染等合并症。

非妊娠期或哺乳期女性等。

（作者：胡耀方　王凤华）

患者参加肿瘤药物临床试验，可能临床获益有哪些？

参加临床研究可能获益有：

有望获得更先进的治疗。对于常规治疗失败后的患者，新药是新的希望与选择，尤其国外已上市但国内处于研究阶段的新药，患者可通过参加临床研究获得治疗机会。目前许多开展中的Ⅲ期临床研究是评价化疗联合新型靶向或新型免疫对比传统的标准化疗疗效，以期建立治疗新标准，入组患者有可能从该临床试验中获得最新的治疗机会。

有机会节省治疗费用，减轻患者经济负担。临床研究的参与者（受试者）的检查费与临床研究相关用药的绝大部分费用均由申办方承担，并且他们还能获得一定的补贴。

可能拥有更加完善的医疗服务。临床研究期间，临床研究的医生团队、临床研究护士和临床协调员一起跟进，整个诊疗过程和随访更加细致。

（作者：胡耀方　王凤华）

如何评估肿瘤药物的不良事件严重性及处理原则？

肿瘤药不良反应观察和严重程度的评价标准遵照国际通用的美国国立癌症研究所的常见毒性反应标准（CTC）进行。根据CTC标准对不良事件反应进行分级，根据不同的分级予以相应处理和指导后续肿瘤药方案的调整，包括是否减量或停药等，针对常见不良反应（恶心、脱发、色素沉着等除外）的一般处理原则，通常1级不良反应继续给药，2级不良反应暂停给药，不良反应恢复至1度及以下恢复给药；3级不良反应是停药处理还是后续减量给药，需要基于风险/获益比考虑或斟酌；4级可能永久停药。

（作者：胡耀方　王凤华）

新疗法之肿瘤免疫治疗

什么是肿瘤免疫治疗？

近年来，随着肿瘤免疫治疗基础研究的蓬勃发展和临床治疗的广泛应用，肿瘤免疫治疗已成为继外科治疗、放疗、化疗之外的第四种行之有效的肿瘤治疗方法。2013年肿瘤免疫治疗被《科学》杂志评选为2013年度科学突破之最。

2018年，美国免疫学家詹姆斯·艾利森和日本免疫学家本庶佑，分别凭借其对肿瘤免疫领域的杰出贡献获得诺贝尔生理学或医学奖。肿瘤免疫治疗也被称为癌症免疫疗法，是指通过激活免疫系统来治疗癌症的方法。该方法与传统的放疗、化疗和外科治疗不同点在于，不以肿瘤细胞为直接攻击对象，而是以改变免疫细胞本身或免疫细胞存在的环境为目标，促进免疫细胞功能，增加免疫细胞数量，引导免疫细胞杀伤肿瘤等。

（作者：胡鑫）

免疫系统如何与肿瘤博弈？

在人体中，众多的免疫细胞是与肿瘤战斗的主要参与者，主要包括：细胞毒性T细胞（CTLs）、辅助T细胞（Th细胞）、调节T细胞（Tregs）、B细胞、自然杀伤细胞（NK细胞）、肿瘤相关巨噬细胞、肿瘤相关树突状细胞、肿瘤相关肥大细胞、髓源性抑制细胞以及中性粒细胞等。免疫细胞与肿瘤相互作用的场所，被称为肿瘤微环境，包括肿瘤内部与周围的血管、免疫细胞、成纤维细胞和细胞外基质等。

首先，在肿瘤发生的初始阶段，免疫细胞努力地杀伤肿瘤细胞，使肿瘤被消除，免疫细胞表现出抗肿瘤功能，这一阶段被称为免疫消除。该阶段免疫系统占据绝对强势的地位，出来一个癌细胞就消灭掉一个。

但当肿瘤进展到一定程度，肿瘤细胞在与免疫系统的博弈中占了上风，肿瘤进入了免疫逃逸阶段，此时肿瘤对免疫系统的攻击产生了抵抗性，可以逃出免疫系统的"追杀"，甚至于反过来策反免疫系统。

巨噬细胞、树突细胞和中性粒细胞等纷纷被肿瘤"策反"，表现出促进肿瘤生长的特性，这一时期被称为免疫逃逸阶段。在免疫消除与免疫逃逸期间，即免疫系统与努力逃避免疫系统追杀的肿瘤形成的平衡时期被称为免疫平衡。

（作者：胡鑫）

临床上有哪些行之有效的肿瘤免疫治疗方法？

近年来肿瘤免疫治疗以PD-1抑制剂、PD-L1抑制剂为代表的免疫检查点抑制剂和在多种血液肿瘤中显示出惊人效果的CAR-T疗法。

免疫检查点抑制剂：免疫检查点是免疫系统的调节器，能防止免疫细胞不加选择、不分青红皂白地攻击人体正常组织器官，它们被称为人体免疫系统的"刹车系统"。然而，很多狡猾的癌细胞可以激活免疫细胞上的免疫检查点，让攻击肿瘤保卫人体的免疫细胞彻底"刹车"，使T细胞等弱化而免受其攻击。为了激活免疫系统消灭肿瘤细胞，科学家和研究者们在寻找到多种免疫检查点后，设计研发免疫检查点抑制剂（ICIs），将免疫检查点"封闭"，增强免疫细胞对肿瘤的识别和杀伤，实现免疫系统对肿瘤的杀伤进而清除肿瘤细胞。

在免疫检查点的研究中，最著名的就是PD-1与CTLA-4这两个免疫检查点。2018年，美国免疫学家詹姆斯·艾利森和日本免疫学家本庶佑，分别凭借其对肿瘤免疫领域的杰出贡献获得诺贝尔生理学或医学奖。

詹姆斯·艾利森最重要的贡献是发现了免疫检查点CTLA-4，它可以作为抑制T细胞反应的抑制分子并将其应用到肿瘤治疗研究。这项工作最终推动了Ipilimumab（YervoyTM）的临床开发，并于2011年被美国FDA批准用于转移性黑色素瘤的治疗。而日本京都大学本庶佑教授于1992年首先鉴定出另一免疫检查点PD-1为活化T淋巴细胞上的诱导型基因，这一发现为PD-1阻断建立癌症免疫治疗原理作出了重大贡献。随着医学家们开启了免疫检查点研究的大门，免疫检查点的研究热潮也随之而来。当前的研究中，除了CTLA-4/B7-1和PD-1/PD-L1这两对免疫检查点外，其他的免疫检查点对于免疫耐受也具有重要的作用。

几乎同时期被发现的免疫检查点还有淋巴细胞活化基因3（LAG-3），吲哚胺2,3-双加氧酶（IDO-1）等。随着免疫检查点的不断被发现，KIR、4-1BB、OX40、TIGIT、TIM-3、B7-H3、GITR、VISTA及CD27等免疫检查点被研究人员逐一发现。

未来，肿瘤免疫治疗是多种药物联合治疗、多个角度多个学科交叉协同，随着基因检测技术的发展，免疫治疗将会越来越个体化、精准化，未来也许每位患者将会获得属于他们每个人独有的最适合的免疫治疗方案。

（作者：胡鑫）

细胞治疗药物的不良反应

CAR-T细胞治疗的不良反应有哪些？

根据免疫细胞治疗的作用机制与原理不同，细胞免疫治疗可分为肿瘤浸润淋巴细胞（TIL）疗法、嵌合抗原受体T细胞免疫（CAR-T）疗法、T细胞受体工程化T细胞（TCR-T）疗法。CAR-T和TCR-T等多种不同类型，其不良反应具有极大相似性，我们以CAR-T为例，对不良反应加以描述。

CAR-T疗法兼具细胞治疗、基因治疗和免疫治疗的效果，是生物工程结合临床医学最经典的案例之一。近年来CAR-T细胞治疗在多种血液肿瘤的治疗中展现出极大的优势，但随之而来的，CAR-T细胞治疗也有着它所特有的风险性，如免疫效应细胞相关神经毒性综合征、脱靶效应和细胞因子释放综合征。

（作者：胡鑫）

什么是细胞因子释放综合征？如何避免？

我们特别列举CAR-T细胞治疗风险性中最为致命的细胞因子释放综合征（CRS），也被称为细胞因子风暴，这是一种因免疫细胞被激活并释放大量细胞因子而引发的严重全身炎症反应综合征，临床表现以发热和多器官功能障碍为特征。当免疫细胞被激活时，免疫细胞会释放一些细胞因子（如干扰素、白细胞介素和肿瘤坏死因子等）协助进攻，释放出的细胞因子反过来会召集更多的免疫细胞，形成循环放大的效应。

一般情况下，随着侵入者被逐渐消灭，释放出的细胞因子也会逐渐减弱，但当大量输注CAR-T时，免疫系统有时会被过度激活，单位时间内免疫细胞大量释放细胞因子，引起严重的炎症反应和多器官衰竭。细胞因子风暴症状分为轻度和重度，轻度主要反映为发烧、低血压、心动过速、低氧、疲劳，而重度表现为弥散性血管凝血、多器官损伤如肝毒性、肾衰竭、心血管疾病等。

如何避免细胞因子释放综合征是一个较为困难的问题，现在除常规的包括非甾体解热镇痛药物的使用、补充氧以及皮质类固醇等药物的使用外，往往以注射IL-6中和性抗体和控制CAR-T细胞的输注量来避免细胞因子释放综合征。

（作者：胡鑫）

什么是脱靶效应？如何避免？

CAR-T治疗过程中，除了作为头号风险的细胞因子风暴，脱靶效应（on-target/off-tumor效应）也是CAR-T治疗过程中另一个主要的不良反应。脱靶效应是指CAR-T细胞在攻击肿瘤细胞时，误伤了同样表达靶点抗原的正常组织细胞，从而引起正常组织损伤或免疫缺陷，严重时会导致患者死亡。如针对CD19的CAR-T细胞治疗急性淋巴细胞白血病等疾病时，会导致正常的B细胞发育不良（正常B细胞也表达CD19）。

因此，更为严格的肿瘤特异性抗原作为靶点，如选取只存在于肿瘤细胞而并不存在于健康细胞的靶点。另外，还有制作双特异性CAR分子，使CAR-T细胞的激活需要同时被两种肿瘤抗原所激活以此来减少脱靶效应。与此同时，科学家们研究出如mCART和NASCAR-T等不同方法修改CAR-T以减少脱靶效应的方法。

（作者：胡鑫）

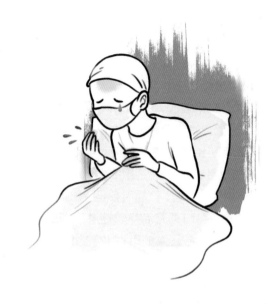

什么是CAR-T的免疫效应细胞相关神经毒性综合征？如何避免？

　　CAR-T的神经毒性曾被称为CAR-T相关脑病综合征，是指在CAR-T细胞治疗过程中，部分患者出现的头痛、谵妄、震颤、精神状态改变、注意力下降、语言障碍等神经系统异常表现。2019年美国移植和细胞治疗学会进一步提出了免疫效应细胞相关神经毒性综合征的概念。免疫效应细胞相关神经毒性综合征（ICANS）是一种神经精神综合征，其定义较CRES更为准确地反映了神经系统病变的病理生理学特征，在目前临床诊断和治疗中获得了更广泛的认可和应用。其发生机制主要与大脑壁细胞破坏、细胞因子水平升高、自然杀伤细胞介导的炎症作用以及内皮细胞激活有关。

ICANS的临床表现主要为失语、震颤、书写困难、嗜睡、癫痫，严重者可出现窒息、昏迷或脑水肿，甚至危及生命。目前认为，免疫效应细胞相关神经毒性综合征与CAR-T细胞治疗过程中单核/巨噬细胞活化介导的大量炎症因子释放有关，而内皮细胞激活导致血管通透性增加、血脑屏障的完整性被破坏，IL-6、IFN-γ和TNF-α等多种细胞因子选择性通过血脑屏障，进入中枢神经系统，促进了ICANS的发展。影响ICANS的因素包括年龄、CAR-T种类和疾病类型等。目前对轻度ICANS患者主要给予对症支持治疗，严重者可以采用激素冲击治疗以及抗IL-6、降低颅内压和抗癫痫治疗等。

除了上述的三大常见不良反应外，CAR-T治疗还有其他需要考虑的因素，例如移植物抗宿主病（GvHD）风险，清除淋巴细胞本身引起的不良反应（如感染等）或肿瘤裂解之后引起的肿瘤裂解综合征以及过敏反应等，这些都需要医生在使用CAR-T的过程中加以重视和注意预防。

（作者：胡鑫）

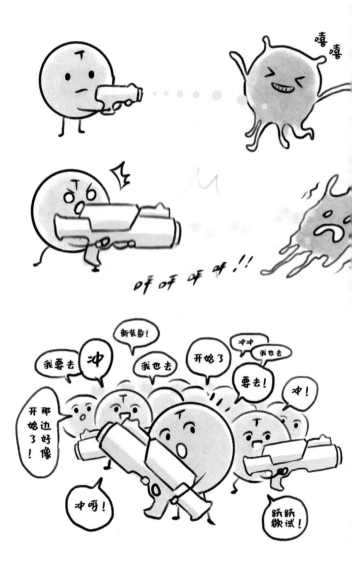

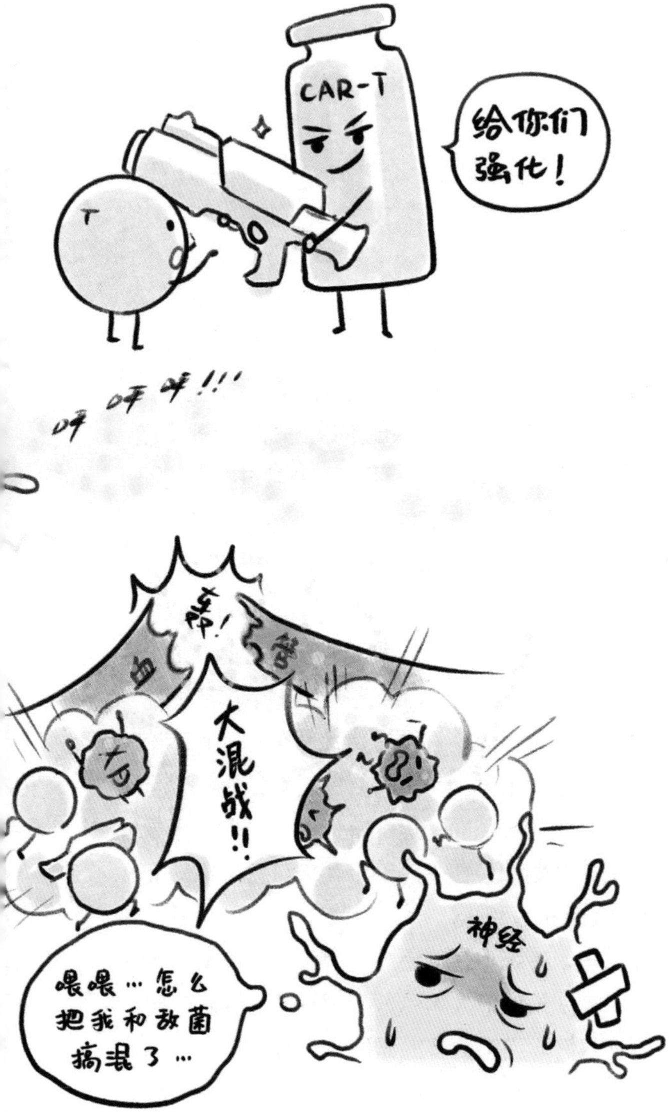
CAR-T
给你们强化！
T
呼 呼呼!!!
轰!
白
大混战!!
神经
喂喂…怎么把我和敌菌搞混了…

肿瘤药物临床试验设计特点

什么是 I／II 期临床试验融合设计？
什么是无缝设计？

传统的新药临床试验是从临床前研究、临床 I 期、II 期、III 期到IV期试验的连续、序贯式流程。I 期临床试验主要是通过从低剂量到高剂量逐步递增过程，对药物的耐受性、药代动力学进行初步研究，为后期研究给药方案的设计提供数据支持；II 期临床试验主要是对药物有效性进行初步研究，包括不同给药剂量/给药方案以及不同瘤肿的有效性探索，同时也观察安全性；III 期临床试验则在 II 期临床试验的基础上进一步确证肿瘤患者临床获益/风险情况，为获得上市许可提供足够证据。IV期临床试验是在新药获批上市后开展的扩大范围的安全有效性观察研究。然而，这种临床试验分期并不是一成不变的。例如，在 I 期剂量爬坡试验中增加II 期中有效性的研究内容。

在过去，传统 I 期剂量递增试验是以安全性为主要终点，观察到最大耐受剂量再开始 II 期临床研究观察有效性。当前更多的做法是在获得了某个剂量的初步安全性数据后即扩展入组更多的患者，及早观察其有效性，及早确定有效剂量，实现典型的

Ⅱ期临床试验目标。这种在时间上将Ⅰ期临床试验和Ⅱ期临床试验内容无缝衔接就是一种融合设计，是一种更为高效的临床研究方法，将药物耐受性、初步有效性观察和剂量探索融合在同一项研究中。早期合理、高效的研究设计，并把控好试验进度，可以提高研发效率、减少资源浪费。

目前也有Ⅱ/Ⅲ期融合甚至Ⅰ/Ⅱ/Ⅲ融合的无缝设计，例如在帕博利珠单抗就是在Ⅰ期临床试验基础上直接扩展完成了Ⅱ/Ⅲ期的研究内容，并基于该研究结果获得监管机构批准上市。不过，不是所有的药物都能采用无缝设计，这种模式也更为复杂，对参与各方的安全性和风险控制提出了更高要求。美国食品药品管理局和国家药品监督管理局均发布了指南给予了相关指导，可以参考阅读。

（作者：李艺　陈晓媛）

什么是适应性设计？

临床试验的设计一般基于前期探索性研究结果，许多时候仅仅依赖于非常有限的数据，由此可能造成设计参数与实际存在之间较大的偏差，进而影响试验的成败。随着临床研究的技术方法得到不断的发展，近年来，适应性设计得到越来越多的研究与应用。尤其是在肿瘤药物临床试验中。

简单来说，适应性设计是一种按照预先设定的计划，在某个设定时间点进行中期分析，使用试验期间累积的数据对试验的一个或多个方面做出相应修改的临床试验设计。要注意：一方面，适应性修改是"按预先设定的计划"进行的，而不是临时提出和随意修改方案，更不是因设计本身缺陷而有极大可能导致临床试验失败所做的临时补救；另一方面，适应性修改也是一个动态学习优化的过程，即通过对累积数据的不断学习，相应地修改试验方案，以适应不断变化的研究环境。相较于非适应性设计，其最突出的优点是：适应性设计允许该试验可以根据一些在试验开始无法得到的信息而做出相应的调整，更好地改进正在进行中的临床试验，增加试验的成功率，提高试验的效率。

常用的适应性设计类型，包括成组序贯设计、样本量重估、两阶段无缝适应性设计、适应性富集设计、适应性主方案试验设计以及多重适应性设计。感兴趣者可以参考阅读相关指导原则。

（作者：李艺　陈晓媛）

肿瘤药物 Ⅱ 期临床试验为什么常用到SIMON两阶段设计？

如前所述，Ⅱ期临床试验的主要目的是初步考察试验药物的有效性，评估其是否值得进入后续的大样本Ⅲ期确证性临床试验。当药物的疗效不好或者低于我们预想的水平时，从开发投入和伦理的角度，我们通常希望能提前终止这样的试验。一方面，从效率的角度减少对没有前景的试验药物的资源投入、节约成本；另一方面，从伦理的角度可以使更少的患者暴露于无效的治疗下。因此，在开放的Ⅱ期临床试验中常采用多阶段设计，确定一个早期无效终止的条件，以较少的样本量进行初步的疗效验证，可以早期暂缓或停止该试验药进行Ⅲ期临床试验，从而避免更多受试者接受无效治疗，使得试验更加符合医学伦理学的要求。肿瘤患者的病情严重和复杂，对试验期望值比较高，所以使用更多。

　　SIMON两阶段设计是目前应用最为广泛的方法。在两阶段设计中，将患者分为两组或两个阶段。在第一阶段先入组一定数量病例（n_1例），完成时进行分析，如果药物效果不理想，未达到预设标准（r_1例或者更少的患者有效），则可以早期中止。如果有疗效的患者人数大于一定数量（r_1例或者更多的患者有效），则允许其进入第二阶段继续观察一定数量的病例（n_2例）。如果在总的$N=n_1+n_2$例患者中总的有效病例数（包括第一阶段的有效病例数）小于或等于r，则认为试验药物无效。若有效病例数大于临界值r，则认为试验药物值得开展进一步研究。

　　总的来说，早期探索性临床试验，其核心目的是回答试验药物是否值得继续进行下一步研究。与更多阶段设计相比，二阶段设计更加容易理解和实施操作，所以更为常用。但是这种设计本身样本量有限，即使是没有达到预设标准也并不意味着证实该试验药物无效，反之亦然。如何进行最优化的设计，最有效节约成本及早终止无效药物开发也是肿瘤药物早期临床试验始终探索的方向。

（作者：李艺　陈晓媛）

什么是篮式设计？什么是伞式设计？

篮式设计和伞式设计是基于生物标志物富集设计的形象的说法，也是近些年来抗肿瘤药物创新型设计的一种。传统的肿瘤分类标准通常是按人体器官（如肺癌、乳腺癌等）和病理组织学（如腺癌、鳞癌等）划分，随着分子靶向治疗的开展，人们开始设想，同一种生物学特征（如HER2阳性、ALK融合基因等）在不同肿瘤里能否采用相同靶向治疗方案？这就是篮式设计和伞式设计产生的背景，基因测序和全基因组分析技术的发展也为这类设计提供了可行性。该类设计在一个整体临床试验方案中含有多个子方案，每一个子方案都针对一种疾病类型或一种药物。

篮式设计是指评估同一种药物治疗不同类型

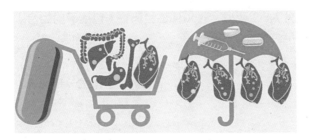

篮式设计和伞式设计

肿瘤的临床效果的设计，这些不同的肿瘤都具有同一种基因突变类型，即根据其相似性将不同疾病放在同一个篮子里进行研究。例如，帕博利珠单抗（Pembrolizumab，PD-1抑制剂）运用篮式设计试验评估该药用于所有含有微卫星不稳定性高（MSI-H）或错配修复缺陷（dMMR）的不可切除或转移性实体瘤患者效果。拉罗替尼（Larotrectinib）是一种高选择性TRK抑制剂，能够有效抑制NTRK1、2、3的活性，可以运用篮式设计试验评估该药用于治疗携带NTRK基因融合的局部晚期或转移性实体瘤的成人和儿童患者效果。

伞式设计是指在同一种肿瘤同时评估多种药物的临床效果的设计，往往根据不同的基因突变亚型选择不同的药物放在一起研究，好像在一把大伞下的各个枝干，这种设计更适合用于药物的早期筛选。例如著名的I-SPY2研究，是一项在早期乳腺癌新辅助治疗的临床研究，乳腺癌根据HR表达、ERBB2状态、基因组复发风险等因素分为8个亚型，对10种试验药物（包括不同组合）进行了系统评价。

（作者：李艺　陈晓媛）

参加 I 期临床试验或耐受性试验一般都是健康人，为什么肿瘤药物临床试验主要以患者为主？

参加药物临床试验人群主要分为两类：一类是健康志愿者；另一类是患者。I 期临床试验主要目的考察药物的安全性和人体药代动力学特征，为后期研究给药方案的设计提供数据支持。健康人群没有合并的疾病和药物治疗，本底清晰，有利于观察和判断试验药物的安全性和药代特征。因此，一般药物的 I 期临床试验都是招募健康志愿者。但是，抗肿瘤药物往往有较大的毒副作用，为避免健康参与者遭受不必要的损害，同时也为了及早观察试验药物的有效性，多选择肿瘤患者进行首次人体研究。但对于一些毒性很轻的肿瘤药物，比如激素类药物，在充分考虑受试者安全的前提下，也允许选择健康志愿者进行部分研究，如单次剂量爬坡试验、药代动力学研究，选择健康志愿者可以获得相对准确的药物体内代谢特征。

（作者：李艺　陈晓媛）

肿瘤药物临床试验的入排标准有什么特别考虑?

肿瘤患者因为疾病的原因,一般身体状态功能常常较差,特别是晚期患者,除了肿瘤可能侵犯其他器官而造成功能障碍以外,在经历多次肿瘤治疗后,也往往合并有脏器功能的损伤。为了尽可能确保临床试验安全、减少因患者自身耐受性差,或肿瘤在重要脏器转移对预后的影响,往往会设置较为严格的入排标准,对受试者的功能状态、器官功能进行要求,并将高危人群进行排除。严格的排除标准在一定程度上可以提高对受试者的安全性,但有时也会使研究人群不能完全代表或充分体现临床中实际需要治疗人群的特征。因此在入排标准上,通常有以下考虑:

1 因为对于试验药物疗效尚不确定,为保障受试者的权益,出于伦理的考虑,通常新的肿瘤药物首先在对标准治疗无效或失败的晚期肿瘤患者中进行,而不应该入选能够在常规药物治疗中获益和症状改善的肿瘤患者,在获得试验药物的疗效证据后,再逐步向有标准治疗的人群推进。对某些药物,根据其作用机制,预期与当前标准治疗联合可能获得协同效果,可能进行与标准治疗联合方案的临床试验,这时也可选择未接受过治疗的肿瘤患者进行。

2 在I期临床试验中通常可纳入不同肿瘤类型，选择哪些肿瘤类型可以参考临床前药效实验研究的结果，也会参考同类药物已经有的信息进行选择。

3 近年来肿瘤药物生物标志物研究取得较大成功，一些分子靶向药物对具有特定基因突变类型疗效突出，因此，入排标准也会限定某型基因突变或蛋白表达，根据靶标筛选可能获益的受试者。

4 入组治疗时间应与以往治疗有足够的时间间隔，通常至少在4周以上，避免以往抗肿瘤治疗持续效应的干扰。同时，受试者在清洗阶段也可能有不必要的风险，必须站在他们的角度,设定合理的清洗期和相应保护。

5 肿瘤患者身体状况通常较差，且在进入临床试验前往往接受了多种其他治疗，可能影响对药物相关反应的观察，因此出于安全性考虑，合并器官功能发生障碍的患者常常被排除在临床试验之外，在入排标准中会要求骨髓、肝肾功能符合一定标准。同时，应要求受试者至少有3个月的预期寿命，并且可以对安全性和有效性资料进行随访。

6 考虑到药物预期的毒靶器官，在排除标准中有针对性的排除具有高风险人群。例如对于有潜在心脏毒性的药物，要求排除既往心脏病史，心功能储备不足的患者。

（作者：李艺　陈晓媛）

肿瘤药物临床试验能用空白或安慰剂对照吗？哪些情况可以使用？

　　安慰剂对照设计可以控制除试验药物作用之外的其他因素对疾病的潜在影响，如疾病自然病程、受试者或研究者的期望、使用的其他治疗以及诊疗中的主观因素等，可以观察到试验药物的绝对效果，是药物临床试验中较多使用的一种对照类型。在安慰剂对照试验中，受试者会被分配到接受与试验药外表完全相同的但不含试验药物活性成分的治疗。这类试验也几乎总是采用盲法设计，就是受试者不知道自己吃的是试验药还是安慰剂，这样可以控制"安慰剂效应"（受试者的改善是因为他认为自己是在服药）。

　　肿瘤是严重危及生命的疾病，如果已存在有效的标准治疗方案，却对患者使用安慰剂治疗，就会出现伦理质疑，甚至影响患者后续治疗。同时，因为肿瘤药物往往伴随比较明显的不良反应，受试者和研究者可以明确推断出受试者采用了哪种治疗方案，使用安慰剂对照并不会起到盲法的实际作用。因此，很多情况下，需要进行科学与伦理的权衡，综合考虑肿瘤药物是否适合采用安慰剂对照或者采用一些安慰剂对照的灵活设计。

　　美国FDA在2019年颁布的《肿瘤药物临床试验安慰剂与设盲的行业指南》建议医药企业在设计肿瘤药物临床试验时，安慰剂对照的试验设计仅在特定情况下使用；对于恶性肿瘤疾病，如果存在有可用的治疗药物情况时，只限于维持治疗、加载试验设计、辅助治疗试验，以及没有治疗药物可用的适应症的情况下，才允许在肿瘤药物临床试验里设立安慰剂对照，否则会导致操作和伦理问题。

国家药品监督管理局药品审评中心（以下简称药品审评中心）2021年11月出台的《以临床价值为导向的抗肿瘤药物临床研发指导原则》中，也明确指出了肿瘤药对照试验的基本思路。在对照试验中，可选择阳性对照药、安慰剂或最佳支持治疗（BSC）作为对照。当计划选择安慰剂或BSC作为对照药时，则应明确该适应症在临床中确无标准治疗及有效治疗手段才能使用，充分反映了临床试验多方对于受试者权益、安全的重视。

（作者：李艺　陈晓媛）

什么是加载试验设计？

加载试验设计是对接受标准治疗的患者进行的安慰剂对照试验，指的是在使用安慰剂的对照试验中，设计方案为：所有受试者在接受标准疗法的基础上，试验组加用试验药物，对照组加用模拟试验药物的安慰剂或者仅用当前的基础治疗/标准治疗。如果试验组疗效更好，则说明试验药物能够使受试者获益。

正如前面提到的肿瘤药物临床试验中安慰剂对照的伦理学和实际操作困难，会采用一些灵活的安慰剂对照设计。加载设计即是其中一种。在这种试验设计中，受试者无论是分配到试验组还是对照组都能保障受试者接收到当前的标准治疗，因此避免了伦理学上的顾虑，也具有可实操性。如果目前没有被批准该适应症的标准治疗，在安慰剂组以及试验药物组的患者都会接受必要的姑息治疗，例如镇痛剂，以及最佳支持治疗。也就是说，采用安慰剂对照并不是说对照组不接受任何治疗，而是尽量使受试者能接受当前最佳治疗选择，不因为参加临床试验而延误治疗。

（作者：李艺　陈晓媛）

什么是最佳支持治疗？

最佳支持治疗是指不使用肿瘤治疗方案的情况下，以改善患者的生活质量为目的的支持对症等治疗，其中包括抗感染治疗、疼痛管理、止吐治疗、胸腔穿刺、输血、营养支持以及控制疼痛、止咳、缓解呼吸困难或咯血为目的的放疗。

在肿瘤药物临床试验中，对照组受试者不给予肿瘤药物治疗通常认为是不合伦理的。在已有常规标准有效治疗方法时，应选择临床上标准治疗方案作为对照。在缺乏有效治疗方案的情况下，采用BSC或安慰剂作为对照是可接受的。在BSC中，应向患者提供多学科的护理资源、对症状进行细致的评估和管理、最佳支持性治疗，应在方案和报告中做好记录，这样有助于了解肿瘤疗法的真正潜在益处，并确保受试者实际上得到了最佳支持治疗。

（作者：李艺　陈晓媛）

患者在使用化疗药和靶向药物出现难以耐受的不良反应时，为什么先不停药，而是采取剂量调整？

以细胞毒性药物为代表的传统化疗时代，通常是以剂量限制毒性来指导确定药物推荐剂量，若患者出现难以耐受的毒性治疗相关不良反应，可以考虑减量以减轻药物相关的毒性。也有研究表明，化疗剂量的减少并未造成肿瘤患者疗效的减弱，因此应尽量避免停药而导致失去治疗机会，影响受试者的最终疗效。不过，随着靶向治疗、免疫治疗等新型治疗手段的出现，肿瘤药物的剂量探索策略发生了较大变化。对于靶向药物，在靶点饱和后，更高的剂量可能不会使疗效进一步提高，但可能带来更多的安全性风险。

所以，对于分子靶向药物，慢性药物毒性作用可能会妨碍受试者长期用药进而影响疗效持续，也需要减少剂量或者延迟给药，避免停药导致受试者疾病进展。相比于化疗，免疫治疗出现不良事件的时间较晚、持续时间较长，是否停药主要根据的是不良反应的严重程度。以PD-1抑制剂为例，根据指南推荐，发生1级不良事件可以继续使用PD-1抑制剂，监测不良反应；发生2级不良事件可以暂停使用PD-1抑制剂，免疫相关不良反应降至1级或者更低后可以考虑恢复使用。出现严重（3级）或危及生命（4级）的不良事件，则需永久停用PD-1抑制剂并使用糖皮质激素治疗。

药物相关不良反应的监测和处理在肿瘤药物临床试验中尤为重要，及时采取有效预防和干预措施，避免不良事件的恶化，同时避免停药带来的疾病进展，对于保障受试者安全以及临床试验的顺利进行具有重要意义。

（作者：李艺　陈晓媛）

常用肿瘤药物临床试验终点的定义是什么？应用场景有哪些？

临床试验的终点，应是反映患者"感觉、功能、生存情况"的终点指标，替代终点是指能够预测临床受益或对临床终点指标（死亡或者不可逆的恶性病变除外）存在疗效、用于替代临床试验终点的指标。

抗肿瘤药物临床试验常用的终点指标依据来源分为三类。

基于死亡事件的终点　如总生存期（OS）、OS率（在一段时间内）；

基于肿瘤测量的终点　如采用实体瘤疗效评价标准（RECIST）评估的客观缓解率（ORR），或基于RECIST和访视的评估的无进展生存期（PFS）；

基于症状评估的终点　如疼痛的减轻、生活质量（QOL）等患者报告结果（PRO）。

通常认为OS和QOL是反映患者临床结局的终点，可以支持新药常规批准上市，而其他则是替代终点，可以支持新药有条件批准上市或者常规批准上市（某些特定情况下）。至于是选择临床终点还是替代终点作为试验设计，不同试验需要不同分析，更需要新药研发人员与药品审评机构提前进行沟通交流以达成共识。

（作者：李艺　陈晓媛）

什么是OS？PFS？ORR？

OS是指从随机化开始（或单臂试验中治疗开

始）到任何原因导致死亡的时间。OS相对客观并且精确可测，是随机对照临床试验中衡量肿瘤药物临床获益的最可靠终点，也是金标准。缺点是随访时间较长，通常需很大的样本量，且容易受到后续治疗影响。当研究能充分评价生存期时，它通常是首选终点。在安全性特征可接受的情况下，如果OS的改善具有统计学显著性和临床意义，可用来支持试验药物的常规新药上市申请。

PFS是指从随机化开始（或单臂试验中治疗开始）至肿瘤进展或任何原因导致死亡（以先发生者为准）的时间，是OS的一种替代指标，相较于OS，PFS所需样本量小、时间短。

客观缓解率（ORR）是指按照公认的缓解评价标准（如实体瘤RECIST 1.1版），肿瘤体积缩小达到预先规定值并能维持最低时限要求的患者比例，它是基于肿瘤测量的最普遍的终点。实体瘤的缓解可以是完全缓解（CR）或部分缓解（PR），对于非实体瘤的评估则有一些其他评价标准。单独使用ORR可能无法充分描述试验药物的肿瘤活性，故需要同时描述分析缓解持续时间（即从初始肿瘤缓解到疾病进展或任何原因导致死亡的时间，以先发生者为准）和出现缓解时间。

（作者：李艺　陈晓媛）

什么是生存质量？

根据世界卫生组织的定义，生存质量是指生活于不同文化和价值体系中的个人对于其目标、期望、标准以及所关注的问题有关联的生存状况的体验，主要包括：身体状况、心理状况、独立能力、社会关系、生活环境以及宗教信仰与精神寄托6个领域。就医疗保健来说，生存质量专指受健康或疾病影响最大的生存问题，因此称为"健康相关生存质量（HRQL）"，其更注重生存质量中直接受健康状况影响或直接影响健康状况的方面。例如，疾病症状和治疗副作用、治疗满意度、身体机能和幸福感、社会功能和生活幸福感，以及精神健康（包括情绪健康状况及认知功能）。HRQL信息在医疗领域有重要价值，HRQL改善可作为临床研究终点，也可以评估治疗有效性和耐受性，发现治疗期间可能遗漏的临床状态变化，以及评估对进一步测评、治疗、康复或姑息治疗的需求；在患者面对延长生命的积极治疗和其他临终选择时，辅助制定决策；通过患者自评结局的改善或维持，证明医疗质量。

（作者：李艺　陈晓媛）

什么是临床试验的替代终点？

替代终点是指根据流行病学、治疗学、病理生理学或其他科学的证据，能够预测临床受益或对临床终点指标（死亡或不可逆的恶性病变除外）存在疗效的指标。在一定条件下可采用替代终点支持该药物的上市申请。合理开发、正确使用替代终点可降低药物研发成本和试验难度，加速新药上市，促进患者药品可及性。在肿瘤药物临床试验中，目前总OS已被更广泛地接受作为考量新型药物或治疗方案能否达到临床获益的金标准。

然而，临床试验选择OS作为主要研究终点，往往需要大样本量和长期随访，因而会增加临床试验的成本，并可能延迟真正有效的治疗在临床上的应用。因此，PFS和ORR等替代终点在某些特定的条件下作为临床试验的主要研究终点。与OS相比，替代终点的优势在于不受后续治疗的影响，研究终点往往更容易达到，仅需要较小的样本量及较短的随访时间，所受的干扰较小，在一定程度上对新药研发起到加速作用。因此，一些抗肿瘤药物是基于替代终点ORR显示出明显的提高获得加速批准上市的。上市后再通过以OS为终点指标的大样本试验确证其临床获益。

（作者：李艺　陈晓媛）

肿瘤药物临床试验监管政策

肿瘤药物临床试验如何审评和审批?

根据2022年6月国家药品监督管理局发布的《2021年度药品审评报告》和国家药品监督管理局药品审评中心发布的《中国新药注册临床试验进展年度报告(2021年)》,在所有预防和治疗药物中,包括批准临床试验和批准上市注册,肿瘤药的数量都排在第一位,并呈现逐年增加趋势,意味着我国肿瘤药研发正处于快速发展阶段。

新的治疗手段进一步延长了肿瘤患者的生存期,恶性肿瘤呈现慢病化趋势,这使得肿瘤患者对药物的安全性、治疗体验、生存质量和肿瘤受试者在临床试验中的体验都有了更高的期望。肿瘤药的研发和监管,包括审评审批,一直以来都十分重视未被满足的临床需求,主要体现在鼓励新药研发,持续发布新的技术指导原则、加强监管机构与申请人的沟通交流并加快审评审批等。

2019年12月开始实施的《中华人民共和国药品管理法》(以下简称《药品管理法》)提出,国家支持以临床价值为导向、对人的疾病具有明确或者特殊疗效的药物创新,鼓励具有新的治疗机理、治疗严重危及生命的疾病或者罕见病等的新药研制，推动药品技术进步。

截至2022年底，药品审评中心加快完善肿瘤药物研发指导原则体系建设，累计发布超过50个相关指导原则，为研发和审评提供重要技术支持和评价。2021年11月发布《以临床价值为导向的抗肿瘤药物临床研发指导原则》，从患者需求的角度出发，对肿瘤药物的临床研发提出建议，以期指导申请人在研发过程中，落实以临床价值为导向，以患者为中心的研发理念；为促进肿瘤药物科学有序开发，提供参考。

肿瘤患者的治疗需求始终处于动态变化中，对于疾病所带来的各种影响，患者对治疗的需求和预期，以及治疗带来的改善或不良反应带来的负担和对获益风险的评价等，只有患者本人有直接的感受。因此从研发立题阶段到整体研发计划，从临床试验开始前、临床试验实施中以及完成临床试验后的药物研发全生命周期各个阶段，都建议患者参与，不断发掘肿瘤患者未满足的临床需求，改善药物安全性，治疗依从性、减少治疗负担、提升生活质量。患者参与到药物研发的全生命周期中，符合以临床价值为导向的药物研发宗旨。以患者为中心的肿瘤药物研发，应该充分了解患者的需求，并以此引导和确定研发方向、设计和实施临床试验等，从而实现新药研发的根本价值，即解决临床需求，实现患者获益的最大化。

2022年7月，为了指导临床试验申办者通过组织工作，更好地获得构成药物研发关键要素的患者体验信息和数据，药品审评中心发布了《组织患者参与药物研发的一般考虑指导原则（征求意见稿）》，并于11月发布了用于试行的版本。2022年8月，为了不断了解患者需求，在符合科学性的原则下将有意义的患者体验数据纳入临床试验设计要素的考量中，并充分关注受试者的感受，并阐明以患者为中心的临床试验的一般原则、整体研发计划、以患者为中心的临床试验设计要素和其他考量，为临床试验设计提供指引和参考等目的，药品审评中心发布了《以患者为中心的临床试验设计技术指导原则（征求意见稿）》；为了指导以患者为中心的临床试验的获益风险评估，将患者需求纳入到药物的获益-风险评估体系中，药品审评中心发布了《以患者为中心的临床试验获益-风险评估技术指导原则（征求意见稿）》；为了实施更加患者可及、友好、便利的临床试验，药品审评中心2021年11月发布了《以患者为中心的临床试验实施技术指导原则（征求意见稿）》。

另外，按照《药品管理法》的规定，国家鼓励短缺药品的研制和生产，对临床急需的短缺药品、防治重大传染病和罕见病等疾病的新药予以优先审评审批；对于治疗严重危及生命且尚无有效治疗手段的疾病以及公共卫生方面急需的药品，药物临床试验已有数据显示疗效并能预测其临床价值的，可以附条件批准。2020年7月开始实施的《药品注册管理办法》进一步明确了从临床试验到上市许可申请审评审批期间若干加快审评审批的路径，以确保临床急需的新药能尽快获批用于临床治疗。许多肿瘤药物也是因为享受到这些鼓励创新的政策而有机会及早上市，最终让临床急需的肿瘤患者获益。

（作者：常建青）

问：新出台的《涉及人的生命科学和医学研究伦理审查办法》对于加强受试者保护有哪些重大意义？

答： 为了秉承人民至上、生命至上的理念，保护人的生命和健康，维护人的人格尊严，尊重和保护研究参与者的合法权益，促进生命科学和医学研究健康发展，规范涉及人的生命科学和医学研究伦理审查工作，国家卫生健康委、教育部、科技部和国家中医药管理局于2023年2月联合发布《涉及人的生物医学生命科学和医学研究伦理审查办法》（以下简称2023年版伦理审查办法）。新药人体临床研究是一个探索的过程。对于监管部门、临床研究机构、研究者、伦理委员会和医药企业等相关各方，受试者的安全和权益保护永远都是临床研究的第一要素。

对于药物临床研究参与者，2023年版伦理审查办法的新变化主要是提出临床研究参与者、增加知情同意书内容和伦理审查的基本要求。

（作者：常建青）

问：对于参加临床试验的患者，之前称呼其是受试者。按照2023年版伦理审查办法，他们将被称为研究参与者。为什么将受试者拓展为研究参与者？

答：如果患者或健康人参加了临床研究，或者提供个人的生物样本、信息数据、健康记录、行为等用于涉及人的生命科学和医学研究，那就是研究参与者。这是为了强化对人的尊重并扩大保护范围。这不仅仅是称谓的变化，拓展了受试者，更表达了自主参与而非被动受试。这一积极变化是对研究参与者和作为研究参与重要一方应有的尊重。

对于药物研发，伦理审查环节充分体现了以患者为中心、患者参与药物研发的国际理念。

（作者：常建青）

问：2023年版伦理审查办法中，知情同意书内容的最新要求有哪些？

答： 知情同意是研究参与者权益自我保护的重要措施之一。2023年版伦理审查办法对知情同意书的内容也增加了新的要求，主要包括：

- 研究目的、基本研究内容、流程、方法及研究时限；
- 研究者基本信息及研究机构的资质；
- 研究可能给研究参与者、相关人员和社会带来的益处，以及可能给研究参与者带来的不适和风险；
- 对研究参与者的保护措施；
- 研究数据和研究参与者个人资料的使用范围和方式，是否进行共享和二次利用，以及保密范围和措施；
- 研究参与者的权利，包括自愿参加和随时退出、知情、同意或不同意、保密、补偿、受损害时获得免费治疗和补偿或赔偿、新信息的获取、新版本知情同意书的再次签署、获得知情同意书等；
- 研究参与者在参与研究前、研究后和研究过程中的注意事项；
- 研究者联系人和联系方式、伦理审查委员会联系人和联系方式、发生问题时的联系人和联系方式；
- 研究的时间和研究参与者的人数；
- 研究结果是否会反馈给研究参与者；
- 告知研究参与者可能的替代治疗及其主要的受益和风险；

- 涉及人的生物样本采集的，还应当包括生物样本的种类、数量、用途、保藏、利用（包括是否直接用于产品开发、共享和二次利用）、隐私保护、对外提供、销毁处理等相关内容。

2023年版伦理审查办法提出了对研究参与者，当其不具备书面方式表示同意的能力时，项目研究者应当获得其口头知情同意，并提交有录音、录像等过程记录和证明材料。

（作者：常建青）

问：2023年版伦理审查办法中，伦理审查的最新基本要求有哪些？

答：涉及人的生命科学和医学研究应当具有科学价值和社会价值，既不违反国家相关法律法规，也要遵循国际公认的伦理准则，不损害公共利益，并符合以下原则：

❶ 控制风险。研究的科学和社会利益不得超越对研究参与者人身安全与健康权益的考虑。研究风险/受益比应当合理，使研究参与者的风险最小化；

❷ 知情同意。尊重和保障研究参与者或者研究参与者监护人的知情权和参加研究的自主决定权，严格履行知情同意程序，不允许使用欺骗、利

诱、胁迫等手段使研究参与者或者研究参与者监护人同意参加研究，允许研究参与者或者研究参与者监护人在任何阶段无条件退出研究；

❸ 公平公正。应当公平、合理地选择研究参与者，入选与排除标准具有明确的科学依据，公平合理分配研究受益、风险和负担；

❹ 免费和补偿、赔偿。对研究参与者参加研究不得收取任何研究相关的费用，对于研究参与者在研究过程中因参与研究支出的合理费用应当给予适当补偿。研究参与者受到研究相关损害时，应当得到及时、免费的治疗，并依据法律法规及双方约定得到补偿或者赔偿；

❺ 保护隐私权及个人信息。切实保护研究参与者的隐私权，如实将研究参与者个人信息的收集、储存、使用及保密措施情况告知研究参与者并得到许可，未经研究参与者授权不得将研究参与者个人信息向第三方透露；

❻ 特殊保护。对涉及儿童、孕产妇、老年人、智力障碍者、精神障碍者等特定群体的研究参与者，应当予以特别保护；对涉及受精卵、胚胎、胎儿或者可能受辅助生殖技术影响的，应当予以特别关注。

相信随着《涉及人的生命科学和医学研究伦理审查办法》的出台，研究参与者必将得到莫大的尊重和重视，也由此更加积极主动的参与药物临床试验，提供专业的建议，贡献自身的力量。

（作者：常建青）

为什么"以患者为中心"在当今的新药研发中这么重要？

随着肿瘤领域创新药研发速度加快，临床试验的要求和复杂性越来越高，把患者意见和参与整合进临床试验全流程成为项目成功的必要条件，此种新药研发新模式被称为"以患者为中心的临床试验"。而患者报告结局（PRO）就是这个模式中主要的评价指标。2009年美国FDA对PRO的定义为：直接来自患者对自身健康、功能状态和治疗感受的报告，不包括医护人员及其他任何人员的解释。

以下将从五个维度全面看待"以患者为中心"在肿瘤新药研发中的重要性。

首先，国家政策是"指路明灯"。药审中心于2021正式公布并施行的《以临床价值为导向的抗肿瘤药物临床研发指导原则》正文第一句话是："药物上市的根本目的是解决患者的需求。药物研发应该以患者需求为核心，以临床价值为导向已经成为普遍共识。"重申这个问题的重要性，也为我们真正聚焦患者未被满足的巨大需求，而不是过度集中于某几个靶点的药物研发，在顶层设计上，提供了"指路明灯"的作用。

其次，"以患者为中心"有利于申办方的长期发展道路。2017年发表的一项研究显示，对于新药上市，如果"以患者为中心"的理念来做研究方案设计，将在较大程度上可能加速药物上市，药物获批的可能性将增加约19%。另外，如果投入10万美元到"以患者为中心"的临床试验中，净投入产出比将达到500倍以上。同时，评估患者参与对于临床试验的经济价值的定量研究结果显示，与患者一起设计和实施临床开发项目，预期净现值（ENPV）的增加相当于将第二阶段和第三阶段产品发布的时间分别提前了2.5年和1.5年。因此，这都在提示着申办方需要早日落实"以患者为中心的临床试验"。

再者，目前的新药研发往往无法"真正地站在患者角度"。在药物研发过程中，研究者通常最关注的是如何证明药物的有效性，从研究者那里反映出来的问题可能远远少于患者实际的问题，因此研究者们容易低估问题的严重性、高估治疗的有效性，从而导致最终的临床研究结果的准确性、有效性和可靠性存疑。

一位国际专家分享他们医院的一项肿瘤领域的研究，尽管专家级别非常高，研究中心极有影响力，但是脱落率远高于预期。后来才知道，该医院无法提供足够的停车位，所以患者不太愿意来。一项1621名患者的调研研究结果显示，交通便利性才是患者考虑加入临床研究的最重要原因之一。

不仅如此，研究者很难体会患者的真实感受。例如，研究者在设计研究方案的时候，患者要在医院采几次血、做几项检查，原先可能会觉得一天时

以患者为中心

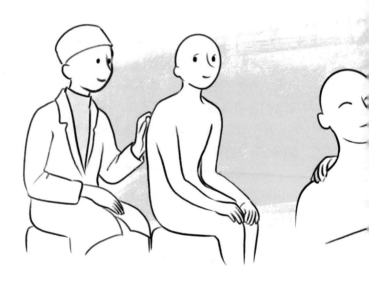

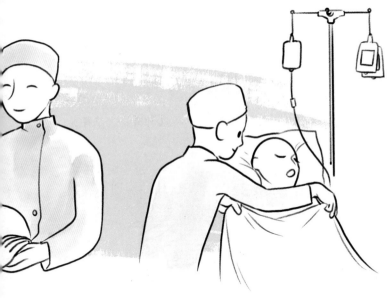

间绰绰有余，但真的自己去到医院体验一次排队、预约，会发现一天时间根本无法完成。

最后，我们还是聚焦回"患者"身上。医疗的核心价值是为患者提供医疗服务和疾病治疗解决方案。药物上市的根本目的是解决患者的需求。那患者的真实需求是什么呢？通过对患者组织的采访了解到，患者存在生理、心理、社会等方面的满足和要求，比如生理病理的需求、情感的需求、受尊重的需求、了解自身诊疗方案的需求、安全性的需求等，这些都需要将"以患者为中心"的研发理念贯穿于研发始终，最终实现肿瘤药的科学合理研发，实现肿瘤患者获益的最大化。

（作者：王斌辉）

如何落实"以患者为中心"的临床试验？通过什么形式和方法？

最重要的是三个层面。第一，要在意识层面上认识到有策略和有技巧的收集患者洞见或需求的重要性。第二，携手患者组织，要不断尝试新的平台和项目。第三，要大力在行业内培养具有以患者为中心思维和能力的人才。同时，要做长期计划和规划。

具体来说，就是让患者的身份从产生试验数据的受试者转变为研究人员的合作者或合作伙伴，全程参与研究。在"以患者为中心"的临床试验中，患者将深度参与临床试验，在设计、实施、结果总结、发表全流程的各个阶段均发挥作用：

研究设计阶段

为了充分考虑到患者在科学性、个人风险获益、治疗方便性上的意见，可以邀请患者实地模拟临床试验过程，建立患者咨询委员会，征求患者意见并决定调整试验方案。申办者和研究者通过患者咨询会听取和采纳患者意见，在选择关键终点指标、确定访视时间点、起草知情同意书等环节，患者意见对于试验能否顺利实施非常重要。

启动招募阶段

签署知情同意书是临床试验中极为重要的环节，研究者用患者能理解的表达方式，解释临床试验的整体情况，让患者在充分了解自己将面临的风险、可能取得的受益的基础上自由地做出选择，这样做一方面是尊重患者人格的体现，另一方面是保护患者权益的重要措施。

入组随访阶段

1 关注患者日程安排、交通方式的问题，提前考虑患者的访视时间（工作情况、家庭情况）。尤其对于观察期长、需患者多次到研究中心接受访视、患者访视当天拟行多项检测或需保持空腹等特殊要求的研究，充分采纳患者意见以提高患者依从性对于临床试验的成功实施尤其重要。

2 根据受试者的期望安排试验，这是受试者的权利。

3 与受试者讨论和解释试验的研究终点、理论基础及注意事项，告知受试者可能出现的不良反应。

4 对于实际临床研究过程中遇到的执行障碍，征求受试者对解决这些问题的意见，同时研究者需要用易于理解的语言回答受试者的问题或落实合理意见。确保研究者与受试者之间的沟通是双向的，保证医患共同决策。

5. 在研究结果的选取过程中，不能只选取疾病相关的结局指标，还应关注患者生存质量、主观结局指标。患者报告结局（PRO）作为目前最主要的评价指标，已经获得大量研究者的关注和提倡。

研究结束阶段

1 通过电话或邮件向受试者表达感谢，真诚的感谢受试者在整个临床研究过程中的配合。

2　研究结束后持续跟进，进行患者随访，关注患者的健康状态。

3　结果公布之后，可以召开患者会议，将患者的治疗结果告知给患者，并将整个研究结果进行一定程度的分享，聆听患者的想法，增加透明度，也有利于对研究结果的解读和后续研究开展的指导。

（作者：王斌辉）

肿瘤药物临床试验招募

参加临床试验，对患者有哪些帮助？

现有的医学或药物无法进一步控制肿瘤的进展时，临床试验药物将会为这类患者带来一线希望，希望借助新药的力量，得到进一步治疗，提高生存质量。

在参与临床试验期间，一般临床试验相关的检查、操作及研究药物都是免费提供的，申办方会给予患者一定的往来就诊医院的交通补助。

在试验期间患者会获得医院较好的医疗资源，处于研发最前沿的且可免费使用的新的药物，会缓

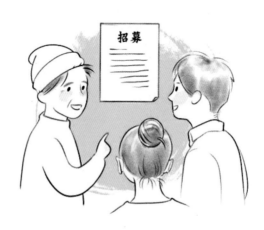

解患者的经济压力，降低心理负担，有助于患者战胜病痛，利于康复。

（作者：曹茂华）

什么是药物临床试验招募？

药物临床试验招募是指为药物临床试验项目开展多渠道受试者招募，包括但不限于伦理审查后的招募广告发布、院内就诊患者随访及专业的第三方招募公司参与，通过符合GCP要求的渠道，扩大临床医生及患者/家属对临床试验的科学认识与信任，将有意愿且病史初步评估后符合的潜在受试者介绍到该临床研究中，以满足该临床试验受试者筛选。

（作者：曹茂华）

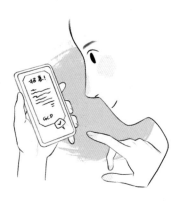

以肿瘤药物为例，为什么需要药物临床试验招募？

既往数据表明，86%的临床试验项目因为进度落后而延期。公众对临床试验知晓及认可程度较低，招募的引入将在更快、更广的程度上提升患者及医生对临床研究的认知度，同时解决在研项目信息不对称的情况，让更多医生及患者参与推荐或自我报名的相匹配的临床试验中。招募的加入可有效推进临床试验进度，助力新药尽早上市，为更多患者带来新的治疗方案选择。

举例说明，对于肿瘤患者来讲，目前治疗药物和方案正不断更新，不仅动辄几万、几十万，甚至某些血液肿瘤药物年花费百万计，如此高额的治疗费用会给患者家庭带来巨大的经济压力，或患者已无可选择的已获批上市的治疗方案，那么参加临床试验则可能是一个新的机会。因为信息不对称，很多医生和患者不清楚有哪些临床试验正在开展，如何找到适合的临床试验？如何对接临床试验项目？甚至有的患者已经匹配了临床试验，但因为对临床试验不理解，产生多种顾虑，而轻易放弃进一步了解和参加的机会。招募的引入可以帮助宣传和支持，搭建患者与临床研究的对接渠道，便于更多医生和患者及时了解更多试验信息，帮助患者找到适合的临床试验，同时帮助临床研究中心找到用于筛选的潜在受试者。

（作者：曹茂华）

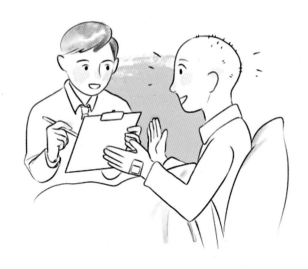

药物临床试验招募是如何为患者服务的?

　　招募专员接受医学及研究项目等培训后，根据项目拜访相关科室医生，医生在熟悉了解项目简要背景与要求后，推荐初步符合且有意愿的患者，招募专员将患者"去标识化"后的病史资料发给临床研究中心，获得初步确认后，为患者预约面诊时间、地点和介绍注意事项。在整个流程中，招募专员是连接研究中心和潜在受试者的纽带。

（作者：曹茂华）

招募广告应符合哪些规定或要求？

招募广告的内容及发布方式等应遵守相关法规和伦理原则。招募广告的内容，必须以国家药品监督管理局药品审评中心网站公示的内容为主，不能添加任何诱导性字眼；招募广告的发布方式，包括发布地点、时间、形式等，需经过伦理委员会的审查同意，方可使用。具体是线下和（或）线上。

（作者：曹茂华）

患者寻找肿瘤新药临床试验时需要注意哪些因素？

初治患者希望参加临床试验时，需要考虑目前的临床标准治疗，自身病情，如年龄、体力评分、肿瘤的病理分型、大小和部位，影像学检查、是否有基因检测报告和是否有转移等因素，最主要是要结合医生判断，看哪个临床试验患者能受益最大化。二三线城市患者则要整理好既往诊疗记录，咨询临床研究医生以了解目前可选择的临床试验治疗方案，是放疗、化疗、靶向治疗还是免疫治疗等，双盲的对照药是否接受等。同时还要考虑往来临床研究中心的距离，也要考虑经济问题，还需要了解与临床研究无关的自费项目与大致金额，评估自己是否能承担等。

患者找到了几个肿瘤药物临床试验，下一步如何报名参加筛选？

患者最好能咨询主治医生，如不清楚可向上级医生咨询，以了解备选项目的优劣势，可以帮助初步选择项目，再结合初步选择项目研究中心就近原则，需要时由招募专员协助预约面诊对接及后续流程。

（作者：胡思佳）

如何加入临床试验

哪些途径助力患者找到临床试验？

目前受试者主要可以通过以下几个渠道找到临床试验：

- 药物临床试验登记与信息公示平台（http://www.chinadrugtrials.org.cn/index.html）；

- 告诉主治医生自己有意愿参与临床试验，请医生帮忙推荐；

- 伦理审查以后招募广告的线下和（或）线上发布；

- 招募公司的推荐。例如，各医院肿瘤门诊或科室的招募展架信息。当肿瘤门诊或科室承接临床试验项目需要招募受试者时都会在这些展架上发布公告，上面会列出入选标准，通常包括具体的肿瘤类型、使用过的治疗药物、经历过的治疗线数、性别年龄等基本个人信息。这时，就可以将患者自身情况与入选标准一一对应，自查是否符合入选标准，如果基本符合并有意愿加入，患者本人或者家属就可以与招募广告上留存的医师联系进一步沟通确认更具体的入选标准了。

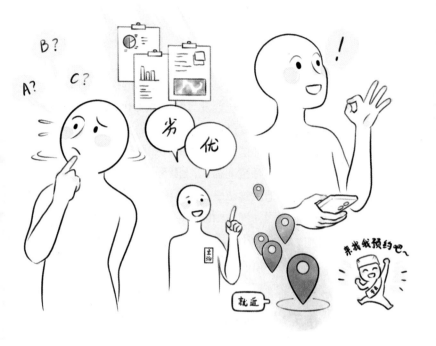

　　受试者也可以与一些病友保持联络，通过病友团参与到适合自己的临床试验中来。特别一些特种病、肿瘤类人群，现在已经普遍建立病友团，他们通过QQ群、微信群等工具分享自己已经获益的更优治疗方案，分享通过参加临床试验使自己在疾病治疗效果获益、经济压力获益等，这也能帮助了解参与到临床试验的机会。所以，建议更多的肿瘤患者朋友，当疾病降临时积极面对、与他人交流互动，给自己创造更多治疗选择机会。

（作者：胡思佳）

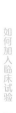

受试者如何成功加入临床试验？

　　首先，受试者需要与负责临床试验的执业医师进行沟通，请其为自己或及其家属讲解参与药物临床试验可能获得的受益及风险，包括需要履行的义务和能够获得的补偿等。沟通期间如果有任何疑问一定要及时向医师咨询确认，最终经过与家人充分讨论并慎重考虑后确认是否参与该临床研究。

　　如果最终因为种种顾虑决定不参加，直接告知医师即可，受试者不会因为拒绝参与临床试验而受到任何不公正的待遇。如果最终确定要参加，那么

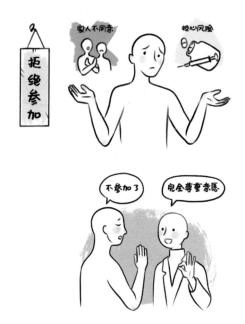

受试者需要签署知情同意书，准备好自己的既往诊疗病历，向医师如实告知自身情况，包括既往病史及各类过敏史等，保证医师充分了解受试者的身体状况。同时可能还需要进行一系列检验检查，以详细确认是否适合参加临床研究。最终医师会根据患者自身的描述和既往病历以及检验检查结果，综合评定是否适合参加该项临床试验，符合入组标准后，最终是否参与，由受试者决定。

当受试者成功入组临床试验，从开始使用试验药物起就要严格遵从医嘱，如实反馈自身的不适及合并服用的其他药物，按照医师要求定期返院检查，并完成研究药品使用情况以及各项检查指标的

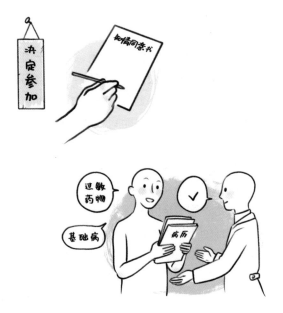

收集。如果因为某些条件导致无法入组临床试验也不要失望，为了尽可能减少干扰因素的影响，临床试验入选排除标准往往非常严格，这正是对受试者安全负责的体现，如果随意将受试者纳入到不符合的临床试验项目中，是对受试者自身安全的不负责任。所以，患者可以继续与临床医师讨论其他可能的治疗方案。

（作者：胡思佳）

老年患者就诊流程方面与常规就诊有什么不一样的感受？

许多老年患者常规到医院就诊，由于流程复杂，一般需要家属/子女陪同，但是子女大部分都需要上班，每次就诊前需要多方协调时间，非常不方便。而参加药物临床试验期间，患者随访前，临床研究协调员（简称CRC）会提前协助预约床位、预约医生、预约检查，提供一站式服务，患者不用操心返院后的就诊流程问题。在参加临床试验期间，研究医生会给予患者全面的状态评估和随访跟踪。患者如出现任何不适，可随时与研究医生联系，研究医生将全面评估，及时给予纠正指导或者对症治疗。

（作者：胡思佳）

肿瘤药物临床试验常见不良反应

许多患者入组试验以后担心化疗引起的不良反应，如何应对？

许多受试者第一次接触化疗药物临床试验时，特别是消化道肿瘤的患者总是担心自己的体重比以前下降好多，身体情况变差了好多。化疗药物相关的不良反应较多，且因作用机制不同而不同，即使是同样的不良反应，因个体差异发生的概率也不同。我们从化疗后常见的不良反应开始，和大家谈谈如何正确认识不良反应，怎么应对这些不良反应以及如何重视不良反应的临床管理。

消化道不良反应是化疗后常见的、通常可预见和相对容易干预的不良反应。

口腔溃疡　应用氟尿嘧啶类的化疗药物经常出现牙龈肿痛或者口腔黏膜炎。首先要保持口腔清洁，勤刷牙，避免用含氟牙膏；其次避免进食粗糙、尖锐、过冷、过热、辛辣、酸性等食物；最后，可用生理盐水/碳酸氢钠水或氯己定等每日多次漱口。

恶心呕吐　顺铂或奥沙利铂等化疗药常见此类不良反应。一般化疗前医生会给患者准备止呕吐

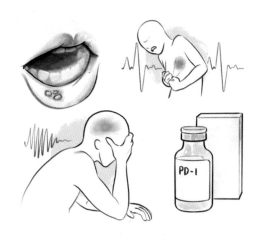

药，但因存在个体差异，即使使用了预防药物，化疗过程或化疗回家后患者可能还是会出现恶心、呕吐的情况。如想吐又吐不出来，可以吃一些水果，也可以喝有味道的水或饮料。如果感觉药物有异味时，可以闻一些有味的水果，如柠檬、橙子等，采取一些辅助手段可以减轻症状。也可以散散步，呼吸新鲜空气，做点自己喜欢做的事情，如听音乐、参加一些文体活动等分散注意力。如果是自己无法改善的情况，可以请医生根据呕吐的量、颜色及次数给予合适的止吐药物对症治疗。食欲不佳的患者可以服用开胃药。

　　腹泻便秘　引起迟发性腹泻的化疗药物如伊立替康，输注前会使用阿托品等药物预防，如果是化疗当天出现多次、频繁的腹泻可能是急性腹泻，应注意观察并记录排便的次数和外观。要重视腹泻程度和其他症状，如寒战、口渴、心跳加速、头晕和腹痛等。及时通知医生，遵医嘱给予易蒙停止泻及补液等药物治疗。

化疗后出现的腹泻也可能是迟发性的，一般医生会建议服用止泻药，并且复查血常规。注意保持局部皮肤清洁、干燥，饮食上要注意，吃一些对胃肠道刺激小的食物，少量多餐，忌生冷食品。不宜吃粗粮、坚果、含酒精或咖啡因饮料、牛奶及奶制品。

大便干燥便秘则恰恰相反，要多吃一些粗粮和粗纤维的食物，多吃一些水果，多喝水，适当参加运动或者进行腹部按摩，由右向左顺时针按摩，以增加肠蠕动，增加排便次数。有需要时咨询医生。

（作者：黄雯靖　曹烨　张月月）

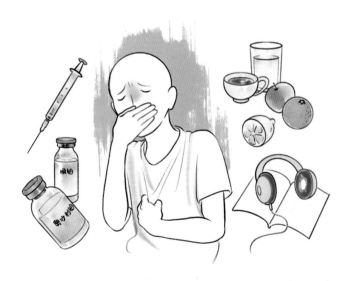

化疗以后白细胞、血小板降低了怎么办？应该注意什么？

化疗就如一场伤敌一千，自损八百的"战役"，首当其冲的是血液系统，免疫力战败了，需要医疗干预。此后，需要用均衡饮食、科学运动、规律作息、快乐心情铸造堡垒，打响新一轮"战役"——免疫保卫战。

使用化疗药物后出现白细胞和血小板下降等骨髓抑制是化疗后最常见的血液学毒性。正常要求患者每3～4天验血常规。白细胞（WBC）低于4.0×10^9/L，需口服升白药。若白细胞（WBC）低于2.5×10^9/L，需要注射升白细胞注射液（如粒细胞集落刺激因子）治疗，一般需要连续注射5～7天，每天1～2针。之后再复查血常规，直到白细胞（WBC）高于10.0×10^9/L，才可以停止升白治疗。白细胞降低时不宜频繁外出或被探望，尽可能不接触感冒等已经存在活动性呼吸道感染的患者，避免交叉感染。白细胞（WBC）低于1.0×10^9/L还会使用紫外线消毒病房，尽可能单人单间，保证病房通风。

若血小板（PLT）低于75×10^9/L，或者有出血的倾向（如鼻、牙龈出血或者皮下出血点），需要注射升血小板晶形治疗，一般连续注射5～7天，每天1针。之后再复查血常规，直到血小板（PLT）高于100×10^9/L，才可以停止升血小板治疗。平时

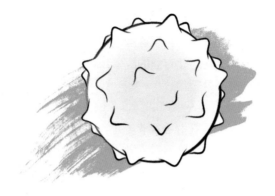

要注意进软食以免造成口腔损伤。保持大便通畅。少活动、慢活动、避免磕碰。随时观察皮肤有无出血点及出血倾向。出现头痛、恶心症状应及时请医生处理。

（作者：黄雯靖　曹烨　张月月）

药物性肝损伤是什么原因造成的？如何避免？

　　药物性肝损伤（DILI）是指由各类化学药物、生物制剂、中药（TCM）、保健食品（HP）、膳食补充剂（DS）及其代谢产物乃至药物辅料等所致的肝损伤，是很常见的药物不良反应，主要表现有谷草转氨酶AST升高、谷丙转氨酶ALT升高、胆红素升高等肝功能指标异常。还会有恶心呕吐、食欲不振、黄疸等现象，出现这些检验异常和不适时，请第一时间就医，让专业的医生判断严重程度，给予对应的临床处理。

（作者：黄雯靖　曹烨　张月月）

化疗以后，如果全身起红疹，又痒又冒白点，特别是脸上、胸上、背上，怎么办？

痤疮样皮疹是皮肤毒性的一种，是常见的不良反应，一般停止药物治疗几周后消退。根据不同的形态，进行不同处理：①还没冒白点时，避免剧烈运动和摩擦，避免使用酒精等刺激性的护肤品，注意保湿和防晒；②痒得难受时，可以用糖皮质激素类的糠酸莫米松软膏等；③如果已经显示脓点，需要口服抗生素如盐酸米诺环素等预防感染，也可以中药金银花或者大飞扬煲水敷于患处或擦洗。

同样的药物还有可能引起甲沟炎，首先注意避免感染，避免摩擦，穿合脚的鞋，避免进食辛辣、刺激性食物。

（作者：黄雯靖　曹烨　张月月）

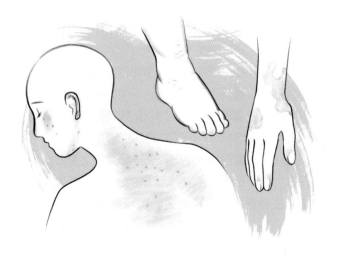

脱发怎么办？

　　如果脱发了，感觉形象不止下降了1个等级。部分肿瘤药物的毒性伤及毛囊时，就会引起毛发脱落，对发量多或少的患者打击都挺大。一般建议患者先剪短发，这样比较容易梳理，减少脱发，一般化疗后的1~3个月患者会重新长头发，有时长得可能还会比以前更好，甚至白发变黑。建议患者在化疗期间戴帽子，化疗结束后佩戴假发，度过脱发期。

（作者：李家宁　曹烨　王志强）

心电图检查出现异常怎么办？

随着化疗时间的延长，药物毒性的积累，一些药物的心脏毒性也开始显露，不同的药物造成的心脏毒性反应表现形式也不同，比如有的药物会造成心脏功能损伤；有的造成血管功能损伤；而有的对心脏功能和血管均有损伤。化疗前基本上都要求先评估，如果出现异常的心电图时，一定要在治疗前告知主管医生，或是先去心内科就诊判断是否对自身造成影响，评估是否可继续进行原来的方案治疗。

综上所述，化疗远不止上述这些不良反应，特别是参加临床试验过程中有些患者出现的也有可能是暂时还未出现的不良反应。

但在这里，很想告诉各位患者和家属，化疗并不可怕，特别是临床试验，每一个项目都经过了药品审评中心批准、经过伦理委员会审查同意才得以开展。出现不良反应还有很多团队提供援助，医生、研究护士以及CRC一直会与患者保持联系。

如果我们的患者和家属都能仔细地提前了解相关信息，调整心态，在治疗期间遇到不良反应，及时咨询自己的临床医生，及时做好应对方案，就可以减少或缩小不良反应。当患者主观感受上得到满足，就会促进良性循环，积极配合临床治疗，保持良好的心态，保证能量的摄入，才可以让自己的身体状态越来越好。

（作者：李家宁　曹烨　王志强）

靶向药的不良反应有哪些？

目前靶向药主要集中在表皮生长因子受体（EGFR）通路［包括EGFR和抗人类表皮生长因子受体-2（HER-2）］、血管内皮生长因子（VEGF）及血管内皮生长因子受体（VEGFR）通路、C-MET通路、磷脂酰肌醇3-激酶（PI3K）/蛋白激酶（AKT）/哺乳动物雷帕霉素靶蛋白（mTOR）通路等。

抗EGFR/VEGF靶点药物包括抗HER-2的单克隆抗体曲妥珠单抗、T-DM1等和抗EGFR大分子单克隆抗体西妥昔单抗、帕尼单抗等，HER-2和EGFR双靶点络氨酸激酶抑制剂拉帕替尼以及抗VEGF单克隆抗体贝伐珠单抗等。

此类药物常见不良反应包括过敏反应、胃肠道反应、皮肤毒性、肝损伤、高血压、蛋白尿和出血，少见但严重的不良反应包括心肺器官的损害。

多靶点酪氨酸激酶抑制剂　目前应用较广泛的小分子酪氨酸激酶多靶点抑制剂包括索拉非尼、舒尼替尼、仑伐替尼等。此类药物的常见不良反应有腹泻、食欲下降、高血压、肝功能异常（上文已述）及手足综合征，少见不良反应有心脏毒性。

PI3K抑制剂　此类药物在消化系统肿瘤中大多都处于临床试验阶段。由于对非恶性细胞PI3K信号通路的抑制，用药过程中也出现了很多不寻常的毒性效应。根据目前可查询的数据得知，不良反应主要包括结肠炎、肺炎、皮肤反应、高血糖、精神系统影响。

（作者：李家宁　曹烨　王志强）

"热门药"免疫检查点抑制剂的不良反应有哪些？

免疫疗法是当今"超火"的癌症治疗方式，被誉为人类最有希望攻克癌症的治疗方法。从2014年第一款PD-1抑制剂在全球上市至今，越来越多不同的免疫检查点抑制剂已在多种癌症治疗中展示出不错的疗效，甚至帮助部分晚期癌症患者实现了长期生存。

然而，这把锋利的宝剑也是一把"双刃剑"，有着其独特的毒性和不良反应。

以下从使用免疫检查点抑制剂（ICPi）常见的不良反应开始，和大家谈谈如何正确认识和应对这些不良反应。

免疫相关皮肤不良反应　免疫相关皮肤不良反应是ICPi治疗过程最常见的。免疫相关皮肤毒性包括炎症性皮肤病、大疱性皮肤病和严重皮肤不良反应。

①皮疹或炎性皮炎通常包括多形性红斑、苔藓样皮炎、湿疹、银屑病、麻疹和手足综合征等。而免疫治疗引起的皮疹或炎症性皮炎症状可能不同，通常包括有或没有皮疹的瘙痒、新的或恶化的皮肤损伤，包括斑点、丘疹或斑块以及皮肤色素的丧失。

②大疱性皮肤病则包括新的或恶化的皮肤病变，包括大疱、持续性荨麻疹或皮肤及黏膜表面的糜烂。

③严重皮肤不良反应可表现为：Stevens-Johnson综合征、中毒性表皮坏死松解症、急性全身性发疹性脓疱病等。免疫治疗出现的严重皮肤不良反应还包括发热、广泛的皮疹、皮肤疼痛、皮肤脱落、面部或上肢水肿、脓疱、水疱或糜烂。

皮肤相关不良反应一旦确定，应请皮肤科医生及早参与，给予患者更专业的指导建议，按需要给予控制感染、缓解症状、伤口处理和营养支持治疗；严重时需要暂时或永久性终止治疗。

免疫相关胃肠道不良反应 免疫相关胃肠道不良反应性包括结肠炎、肝炎、胃炎和小肠结肠炎。免疫相关胃炎常表现为吞咽困难、恶心或呕吐以及上腹痛等。ICPi诱发的结肠炎相关症状可能包括腹痛、恶心、腹泻、便血以及发热。而与ICPi相关的肝炎相关症状可能包括黄疸、恶心或呕吐、厌食、腹部右侧疼痛、尿色深（茶色）、出血或比正常情况更容易出现瘀伤。出现免疫相关胃肠道毒性时，可予以止吐、保护胃黏膜、止泻、营养补液等药物对症支持治疗，必要时予以糖皮质激素治疗。

免疫相关肺不良反应　免疫相关肺毒性是ICPi治疗的一种不常见但潜在的严重毒性，可表现为咳嗽、气喘、疲劳、胸痛，或无任何症状。胸部影像学可表现为：慢性阻塞性肺炎、磨玻璃样、斑片影、胸腔积液等。严重情况下，需要暂时或永久性终止治疗，并予以糖皮质激素治疗。

免疫相关内分泌不良反应　ICPi治疗相关的内分泌不良反应，主要包括甲状腺功能异常（主要是甲状腺功能减退症、甲状腺功能亢进症和甲状腺炎等）和急性垂体炎（包括中枢性甲状腺功能减退症、中枢性肾上腺功能不足和低促性腺激素引起的性腺功能减退症等）。也可能表现为原发性肾上腺功能减退症、糖尿病、高钙血症和甲状旁腺功能减退症等。患者可能出现性情急躁、多汗、怕热或怕冷、心悸、食欲亢进、体重增加、嗜睡、水肿、复视、口渴、头痛、尿频等。一旦出现相关症状，临床研究医生应及时邀请内分泌科医生及早参与，给予患者更专业的指导建议，按需要给予控制血糖、补充甲状腺素等药物治疗。

免疫相关骨骼肌肉不良反应　在接受ICPi治疗的患者中，关节疼痛和肌肉疼痛等肌肉骨骼症状十分常见，可严重影响患者的生活质量。最常见的有关节炎、多肌痛样综合征和肌炎等，还可以表现为关节肿胀、无力，站立、举起手臂和四处走动困难。建议患者选择适当的锻炼方式，每天适度运动，运动时注意关节的保护，防止跌倒发生。需要时予以非甾体抗炎药、皮质类固醇以及抗风湿药进行药物治疗。

（作者：陈群　王潇潇　曹烨）

什么是合并用药？为什么参加临床试验后，研究医生会特别关注受试者有没有合并其他药物治疗？

在患者参加临床试验期间，医生总要询问他们的其他伴随疾病和试验进行期间的合并用药。合并用药指的是他们在临床试验过程中除常规研究药物外使用的其他药物（包括化学药品，生物制品和中药）。

临床研究医生关注合并用药有以下几个原因：

合并用药可能影响试验药物吸收　口服药物的吸收与胃排空、肠蠕动的快慢、胃内容物多少和性质有一定的相关性，因此，对于口服剂型的试验药物，为了避免干扰，比如其他伴随疾病的治疗药物或特殊的食物做到必要的间隔，研究者会要求受试者在服药前后一定的时间范围内禁食及其他药品，这样能更准确地获取药物吸收入血的时间和比例。

可能影响试验药物的分布　药物分布指的是药物吸收后与血浆中蛋白结合，随血液循环到各组织间液和细胞内液的过程。如果合并用药与研究药物存在"竞争"关系，则影响研究药物的分布。例如，合并用药与研究药物都可以与同一种血浆蛋白结合，那么两者之间存在竞争关系；如果合并用药结合力更高，那么研究药物与蛋白结合变低，研究药物游离型增多，药理活性发生改变。

可能影响药物的代谢 多数药物在肝脏进行代谢，经过不同程度的结构变化，包括氧化、还原、分解、结合等方式。经过代谢，其药理作用被减弱和消失。只有少数药物经过代谢才能发挥治疗作用（如环磷酰胺）。如果给予的试验药物在肝脏内代谢时，刚好遇到其他的药物或食物可诱导肝内酶的活性增强（称为酶促作用），从而使药物代谢加速，就会导致试验药物的疗效减弱。而相反，刚好遇到其他药物或食物抑制肝内酶的活性（称为酶抑作用），从而使试验药物的代谢减慢，药效可能增强，副作用增加甚至引起中毒，威胁受试者的身体健康。

（作者：刘芙蓉 曹烨 赵佰田）

合并用药可影响药物的吸收、分布、代谢及排泄的整个过程，应该如何应对？

方案中明确不能使用的合并用药往往对试验药物的上述环节存在影响。药物与药物之间的代谢作用会显著影响受试者药物代谢数据、药理学作用，甚至影响临床表现（疗效、安全性和剂量效应反应），因此研究设计和实施过程均严格限制合并用药并紧密监督。临床试验进行期间，通过科学管理合并用药，可有效排除伴随疾病干扰，杜绝禁忌药物对试验干扰，影响结果可信度。

（作者：刘芙蓉　曹烨　赵佰田）

如何上报严重不良事件和可疑且非预期严重不良反应？

按照《药物临床试验质量管理规范》等要求，研究者需要向申办者报告所有的严重不良事件（SAE），并接收申办者评估完成的可疑且非预期严重不良反应（SUSAR）报告，评估是否需要采取相关措施以保护受试者权益和安全。《药物临床试验质量管理规范》第12条明确，研究者应及时向伦理委员会报告SUSAR。SAE是否需要向伦理委员会报告，《药物临床试验质量管理规范》未作要求。如果研究中心的伦理委员会有要求，也应该报告。

临床试验机构作为药物临床试验中受试者权益保护的责任主体，应当通过研究者确认相关措施是否被执行，以及受试者权益和安全是否被妥善保护。申办者应有效传递有意义的安全性信息，在保证信息盲态的基础上，尽可能向研究者及其所在临床试验机构、伦理委员会提供全面的研究药物安全性信息。风险获益结论性信息的意义大于单一事件的简单描述。

（作者：许重远　白楠　曹玉　陈晓云　樊兴芳　范桥育　江一峰　刘海涛　陆麒　沈一峰　盛艾娟　唐雪）

申办者应该如何处理安全性事件？需要遵循什么原则？

申办者收到任何来源的安全性相关信息后，应当立即分析评估，基于事实做出科学独立的判断，包括严重性、与试验药物的相关性以及是否为预期事件等。申办者在评估事件的严重性和相关性时，如果与研究者持有不同的意见，特别是对研究者的判断有降级的意见（例如：研究者判断为相关的事件申办者判断为不相关），必须写明理由。在相关性判断中不能达成一致时，其中任一方判断不能排除与试验药物相关的，也应快速报告。在撰写评估报告时，申办者需要明确相关性判断的依据。应谨慎地判断相关性，在无确凿依据判断无关时，倾向于判断为有关。具体可参考《安全性消息处理和个例安全性报告技术规范》《药物临床试验期间安全性数据快速报告标准和程序》等。

（作者：许重远　白楠　曹玉　陈晓云　樊兴芳　范桥育　江一峰　刘海涛　陆麒　沈一峰　盛艾娟　唐雪）

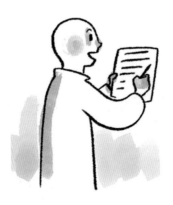

终止与退出药物临床试验

受试者可以选择退出药物临床试验吗？

当然可以。《药物临床试验质量管理规范》明确规定，研究人员不得采用强迫、利诱等不正当的方式影响受试者参加或继续进行临床试验。同时，他们可以无理由退出临床试验。

（作者：任丽丽）

为什么会允许受试者选择主动退出药物临床试验？

根据《中华人民共和国民法典》和《药物临床试验质量管理规范》的规定，受试者可以自愿选择参加一项临床试验，也可以在试验的任何时间，以任何理由或无理由退出试验，这是受试者的合法权益，完全符合临床试验自愿的原则。

受试者可能在以下情况时主动退出临床试验：

- 认为药物疗效不佳，不能耐受不良反应，希望采取其他治疗方法而不愿继续试验；

- 治疗过程中认为参加药物临床试验造成了不必要的负担或者受到损害，不想继续进行试验；

- 如果受试者拒绝继续使用药物或接受检查，研究者也会认为受试者主动退出试验。

（作者：任丽丽）

中途想退出药物临床试验，受试者应该怎么做？

及时沟通

在签署知情同意书时，研究者或者指定研究人员已充分告知受试者临床试验的相关事宜，包括试验目的、流程、可能的受益和风险等。当他们有疑问时，也应及时与研究医生沟通。尤其是在考虑退出试验时，不要说走就走，最好和医生打个招呼，虽然并不是一定要解释理由，但如果与试验用药品相关，也希望能够说明，以帮助医生更好地评估研究药物真实疗效及安全性，以及进行后续试验调整。

积极配合进行末次访视

受试者有义务遵守临床试验的流程和规则，按照要求的时间点进行治疗/用药和复查。由于受试者退出可能影响药物疗效数据收集和安全性的评估，应配合研究医生的安排，根据方案，完成末次随访中涉及的检验检查，退回受试者日记卡及研究产品。这样既是对自己安全负责，也是为试验数据的完整性做出贡献。

关于受益

中途退出临床试验，不需要退钱，更谈不上赔钱。已发生的访视中，已减免的检验检查费用或应予以报销的检验检查费用，无需追回。因参与临床试验，而选择自费的项目，在退出试验后，可根据情况，自主选择。截至出组的受试者补助，仍然照常发放。

后续治疗

在退出试验后，按照相关法律法规的规定，受试者应有的医疗待遇和权益不会受影响，更不会遭受歧视和报复，可以正常接受其他方面的治疗。若他们在研究期间发生不良事件，并且因此退出试验，出于受试者安全性考虑，研究者会继续跟进不良事件直至稳定或者转归。受试者应予以积极配合。

（作者：任丽丽）

患者一般在哪几种情况下结束临床试验？

患者自愿签署知情同意书参加临床试验，在临床试验期间，一般称呼患者为受试者。他们可能基于以下几种情况退出临床研究：

- 试验过程中，任意时间可自愿退出治疗或退出试验；

- 严重违反入排标准，需要立即终止研究治疗；

- 实验室、影像学检查结果或临床症状体征表明病情进展，研究者判断不适合继续研究治疗；

- 出现任何不良事件、实验室检查异常或其他医疗状况，受试者继续用药可能不再获益或风险大于获益；

- 研究过程中妊娠；

- 使用或者需要使用方案规定的禁用药物；

- 研究者认为无法继续研究药物治疗的其他原因；

- 受试者疗效确切，完成临床试验所有访视，正常退出研究；

- 申办者要求终止研究。

（作者：卢燕华　梁金兰　黎绮莹　张颖芯）

如果因不良事件退出临床试验，受试者应如何进行后续的治疗、随访？

　　试验期间，如发生了不良事件，达到方案的停药或退出标准进而退出治疗，受试者需尽量按方案要求完成相应的访视；对于抗肿瘤药物临床试验，则需配合完成相应的安全性随访和生存随访，以便于研究团队跟进不良事件的转归。退出临床试验后，受试者可以根据自身的病情和经济情况，与研究者沟通新的或替代的治疗方案。受试者需保存不良事件对症治疗的相关病历、费用发票、清单等，有权要求参加临床试验期间所产生的与试验相关的不良事件造成的损害进行赔偿。

　　　　　（作者：卢燕华　梁金兰　黎绮莹　张颖芯）

受试者退出临床试验后，应如何进行后续的治疗、随访？

　　如果受试者退出临床试验，后续治疗或随访可不再进行，如受试者同意，为确保安全性也可进行安全性访视。可与研究者沟通，根据自身的实际情况，开展新的或者替代治疗方案，或进行临床常规治疗。

（作者：卢燕华　梁金兰　黎绮莹　张颖芯）

受试者因疾病进展退出临床试验，应如何进行后续的治疗、随访？

出现疾病进展后，除了按照方案访视流程完成退出访视检查外，可以根据自身的病情和经济情况，与研究者沟通新的或替代的治疗方法。受试者在退出试验后，仍需按方案的要求尽量配合完成安全性随访或其他随访，这个可因不同方案要求而有所不同。

（作者：卢燕华　梁金兰　黎绮莹　张颖芯）

患者参加的盲法临床试验结束后，是否应该告知受试者分组和用药情况？

是的。盲法试验是指在临床试验整个过程中，研究者、受试者、统计者等对每位受试者的治疗用药情况均保持未知，以防对试验治疗的评估产生主观偏差，是临床试验药物随机采取的一种科学研究方法。

受试者在试验结束后可能会进行后续治疗，如果他无法准确告知医生自己参加试验时用药具体分组、疗效等情况，会导致后续接诊医生无法判断是否可以继续使用与试验药同类型的其他药物，或无法及时推荐受试者使用其他新药物，而耽误后续治疗。

受试者知情同意权贯穿临床试验全过程，完成试验后，仍然有权获知自己在试验期间的分组及用药情况。临床试验在揭盲后不告知受试者分组及用药情况，可能会损害他们的知情权和将来的医疗权。所以，受试者也应该对此高度重视，在试验结束后主动向研究者询问相关情况，以保证自己的各项权益。

（作者：卢燕华　梁金兰　黎绮莹　张颖芯）

受试者退出临床试验后，能否妊娠或让伴侣妊娠？

受试者参加临床试验后，需要严格履行受试者的权利和义务。首先，受试者有权选择是否参加临床试验，并对项目有充分知情权，了解其参加临床试验可能会给自己生活带来不便或者打乱原有的计划，了解项目的所有风险及获益；在享受权利的同时，受试者也需要履行对应的义务，需要严格按照临床试验方案要求回院进行随访及检查，需按照知情同意书中受试者避孕时限要求进行避孕。已经结束临床试验用药，但是仍在安全随访期内，如果受试者妊娠或伴侣妊娠也需要及时告知研究者。

（作者：卢燕华　梁金兰　黎绮莹　张颖芯）

受试者退出临床试验后能否参加其他临床试验？

可以。但其他临床试验项目可能需要一定时间的洗脱期，也可能需要获悉前一个临床试验中药物的作用机制或治疗靶点，受试者如想参加新的临床试验项目应如实告知新项目的研究人员相关情况、实际退出时间，如新的临床试验需提供原试验期间的检查结果或病历，可与原临床试验的负责医生沟通。

（作者：卢燕华　梁金兰　黎绮莹　张颖芯）

去中心化和远程临床试验

什么是远程智能临床试验？

远程智能临床试验（DCT）是一种贯彻"以患者为中心"理念，通过电子知情、远程访视、电子数据库等方式来减小临床试验成本、缩短试验周期、减轻患者负担的新型试验模式，打破了传统的受试者访视区域限制，可获得更广泛的科学数据，并可减少人为干预和数据转化的误差，提高临床试验质量。随着相关法律法规等体系的完善，远程临床试验必将成为行业未来的发展新趋势。

（作者：谢小叶）

远程智能临床试验和传统临床试验有什么区别？

传统临床试验以医疗机构为中心，而远程智能临床试验则以受试者为中心。通过患者信息大数据进行智能化招募，根据受试者特点选择视频或语音讲解等媒介进行远程电子知情。基于他们的特点合理安排每次访视的时间、地点及方式，如通过电话、视频或受试者家中上门等形式进行随访，或安排受试者在附近医疗机构进行样本的采集和检查检验。

研究者完成远程的访视评估及安全性监测后，将可在家自行给药的药品通过物流直接配送至受试者，对于一些静脉输注药物或需要医护人员操作的药物则可以通过上门访视等形式进行治疗。

受试者远程实时上传病历资料、药品、物资配置等信息进入源数据库，研究者对源数据库中的信息进行评估、整合，并将他们的信息脱敏后的数据传输至研究数据库，监查员远程监查研究数据库，在线完成对源数据一致性和准确性的监查，评估对方案的依从性等。

智能化临床研究采用智能设备及远程通信技术，实现线上知情同意、试验用药品直达患者家中、试验数据实时上传、远程监查，大大提高了临床试验的效率和质量。

（作者：谢小叶）

国内监管机构对远程智能临床试验探索情况如何？

2020年开始，我国经历了前所未有的新冠疫

去中心化和远程临床试验

129

情。随着新冠疫情发生发展，远程智能临床试验及数字化技术应用成为热点。2020年7月，CDE发布了《新冠肺炎疫情期间药物临床试验管理指导原则（试行）》，为规范我国新冠疫情期间的药物临床试验提供安全有效的管理措施，指导原则明确指出："可尝试选择远程智能临床试验方法，借助智能化临床试验管理平台及远程通讯技术，以受试者为中心开展临床试验"。

2021年7月，CDE公布的《以临床价值为导向的抗肿瘤药物临床研发指导原则》征求意见稿也明确建议抗肿瘤药物临床试验设计中可以考虑加入去中心化临床试验的设计元素。征求意见稿建议利用"虚拟"工具，开展远程医疗随访和监测，使用可穿戴设备收集数据、鼓励申请人探索远程访视、远程实验室评估、远程成像评估、远程监测，鼓励探索研究中心和居家随访结合的新随访模式。

（作者：谢小叶）

哪些项目适合开展远程智能临床试验？

在整个远程智能临床试验中，关键环节主要包括远程招募、电子知情同意、远程访视、智能病历采集、可穿戴设备、试验用药品直达受试者、远程监查以及远程项目管理。考虑到DCT不必全采用远程智能的方法，在适用的情况下可以采用部分远程智能（混合）方法。因此，建议除用于防治严重危及生命或严重影响生存质量的疾病的早期临床试验项目外，均可尝试开展远程智能临床试验。

（作者：谢小叶）

受试者参加远程智能临床试验需要注意什么？

受试者参加远程智能临床试验主要包括在线试验平台上注册登记、远程知情同意、药物直达家中、远程填报受试者报告结果（PRO）、远程视频访视等。他们需要在远程智能临床试验平台注册登记并在线观看视频、阅读指南、了解试验详情、标记不了解的地方，并与研究人员视频讨论后再进行知情同意的确认。

药物直达受试者家中后受试者需要了解药品的用法用量以及其他一些特殊要求，涉及生物样本采集分析等访视环节时，受试者可根据自身情况或出行交通情况，向研究人员申请上门或就近在当地医疗机构进行生物样本采集分析等访视。

此外，受试者借助可穿戴设备、生物传感器以及数据采集工具可以实现远程数据采集，受试者需要提前学习了解相关设备的使用和维护。

受试者用药后如出现不良事件，需及时通过远程视频与研究人员进行沟通，必要时需及时就医并保存好相关记录。

去中心化临床试验和数字化临床试验在保证试验科学和伦理的基础上，不但节约了时间和成本，还降低患者参加临床试验的难度和负担，是"以患者为中心"的临床试验理念的充分体现。

（作者：谢小叶）

研究者的故事

秦叔逵教授：
努力攻克肝癌这一"癌中之王"

编者按

2022年3月《药物临床试验受试者小宝典》出版后，临床研究促进公益基金再接再厉，出版面向肿瘤药物临床试验受试者的《肿瘤药物临床试验受试者小宝典》。中国临床肿瘤学会（CSCO）副理事长秦叔逵教授得知后，二话不说欣然答应担任本书主审。他殷殷切切关怀肿瘤患者，重视临床试验科普事业的医者仁心令人感动。在访谈中，他介绍了肝癌临床联合治疗的安全性、有效性，肝癌药物研发的新思路，肝癌临床研究的发展趋势，并期望从业者努力攻克"癌中之王"，推动我国乃至全世界临床肿瘤事业发展。

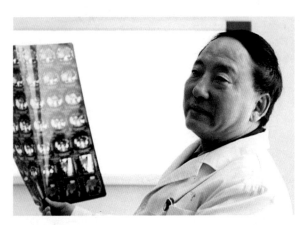

中国临床肿瘤学会（CSCO）副理事长、东部战区总医院秦淮医疗区主任医师秦叔逵教授

问：秦教授，您好！请您介绍中国肝癌流行病学的情况和治疗现状？目前我国肝癌诊疗水平处于什么阶段，有什么尚待完善之处？

秦叔逵：原发性肝癌是我国人群高发的消化系统恶性肿瘤，发病率和致死率均居于全球之首，整个医学界始终高度关注其诊治和研究。我国肝癌与欧美国家和地区肝癌相比，具有高度异质性，其病因、流行病学特征、分子生物学行为、临床特点、治疗策略及预后显著不同。例如，我国原发性肝癌主要病因为乙型肝炎病毒感染，在欧美国家和地区则主要与丙型肝炎病毒和非酒精性脂肪性肝病有关。在欧美国家和地区，不可手术切除、不可接受局部治疗或局部治疗后复发进展的晚期肝癌患者的中位自然生存期为9个月，而在我国，该部分患者的生存期仅为3～4个月。因此，我们在诊断、治疗和研究上不可生搬硬套欧美国家和地区的经验，需要正确诊治，找到一条适合我国肝癌患者治疗的道路。

吴孟超院士、汤钊猷院士等老一辈专家不断探索，奠定了坚实的肝癌防治基础，特别是在江苏省启东市肝癌高发地区开展的流行病学调查和防治研究中为临床工作者树立了良好的榜样。目前，我国肝癌诊疗已走在世界前列，尤其在外科领域，以樊嘉院士、董家鸿院士和沈锋教授等为代表的肝外科领域专家作出了卓越贡献，手术技术日臻完善。他们并不局限于外科领域，还积极参与和主持了多项重要的临床研究，为肝癌诊疗作出了巨大贡献。此

秦叔逵教授：努力攻克肝癌这一「癌中之王」

外，在滕皋军院士及陈敏山教授等专家的带领下，我国肝动脉介入治疗和消融治疗等局部治疗水平也位居世界前列。

在国家高度重视和政策的支持下，随着肝癌领域专家持之以恒地研究和肝癌的规范化诊疗进程不断深入，我国肝癌的诊疗水平处于国际先进地位。但是需要认识到的是：肝癌的临床诊断和治疗水平已经进入了一个平台期，或者说是瓶颈阶段；在肝癌的基础研究和转化研究领域，特别是多组学研究方面，我国仍然非常薄弱，如迄今没有找到一个驱动基因，也没有建立公认的分子分型，即没有取得重大突破，这是未来亟待努力的重要方向。同时，也希望更多基础研究和转化研究的学者能投入到肝癌领域，为攻克肝癌助力。只有基础研究和转化研究获得突破，肝癌的临床诊断和治疗才能够克服盲目性而得到重大发展。

问：此前，CSCO《原发性肝癌诊疗指南2022》更新出台，作为我国原发性肝癌诊疗的指导性手册，该指南有哪些亮点值得关注？

秦叔逵：2022年9月（8月），CSCO《原发性肝癌诊疗指南2022》发布，这是由中国临床肿瘤学会肝癌专家委员会组织修订和更新的临床实践指南，充分体现了肝癌诊疗的基本原则，综合考虑我国的经济、卫生事业发展现状和患者病情特点等，主要倾向于推荐肝癌治疗的基本策略和手段，成熟度较高；同时，新版指南阐述了肝癌诊治的最新学术动态和进展，对个别有争议的问题进行了列举和引文讨论，并且谨慎推荐相关治疗策略。

新版指南中更新了诸多内容，如在系统治疗方面，新增推荐了"阿替利珠单抗联合贝伐珠单抗（T+A方案）""信迪利单抗联合贝伐珠单抗类似物（双达方案）""卡瑞利珠单抗联合阿帕替尼（双艾方案）"作为一线治疗。

此外，新版指南推荐了2022年ASCO-GI会议上新公布的"STRIDE方案"，即度伐利尤单抗（PD-L1单抗）联合曲美木单抗（CTLA-4单抗）的双免治疗。在新版指南中，还积极反映了中医药学方面的进展，推荐了淫羊藿素软胶囊（阿可拉定）用于一线治疗肝癌，还有通关藤制剂等。总之，CSCO《原发性肝癌诊疗指南2022》依据循证医学证据，全面考虑我国国情、患者特点、药物可及性和相关不良反应等多方面因素，对肝癌的治疗选择进行了不同级别的专家推荐，对指导临床实践具有重要的参考价值。

问：请问在临床应用中，肝癌领域有哪些一线、二线药物作为主要的系统治疗手段？未来肝癌诊疗还可能会向哪些方向拓展延伸？

秦叔逵：肝癌的一线和二线治疗药物大致可以

分为含奥沙利铂的系统化疗、抗血管生成分子靶向药物、免疫检查点抑制剂和现代中药制剂等四类，以及上述药物的联合治疗。免疫检查点抑制剂的成功开发与应用，开启了肿瘤免疫治疗新时代。未来免疫治疗的发展，将基于深入认识肿瘤与个体免疫系统间相互作用和肿瘤与器官之间复杂的相互作用关系。如何合理设计临床试验，联合不同免疫制剂或联合其他治疗方式，值得进一步探索。相信今后会有更多、精确个体化的靶向药物和免疫治疗应用于临床，惠及更多的肝癌患者。

问：晚期肝癌治疗，已从单药治疗走向了联合治疗，主要是免疫治疗联合靶向治疗等，您如何评价这些联合方案的有效性和安全性？未来免疫治疗可能还会带来哪些革命性的提升？

秦叔逵：纵观肝癌诊治和研究的发展史，15年前，晚期肝癌可谓无药可治，患者生存期很短，仅仅数以天计。2007年，索拉非尼的问世让肝癌治疗发生了显著变化，尽管索拉非尼的疗效十分有限，但是肝癌治疗自此进入了分子靶向治疗时代。同期，随着EACH国际Ⅲ期临床试验的成功，含奥沙利铂的系统化疗也成为肝癌治疗的重要选择。但是此后十年间，晚期肝癌系统治疗停滞不前，许多项大型新药临床试验接踵失败。直至2017年，新的靶向药物瑞戈非尼、仑伐替尼、卡博替尼及雷莫芦单抗的研究陆续成功，打破了10年的寂静。近年来，肿瘤内科、肝胆外科和放射介入科等多学科专家精诚合作，积极开展相关临床研究，特别是以免疫检查点抑制剂PD-1/PD-L1单抗及CTLA-4单抗为代表的免疫治疗，让肝癌治疗取得了长足的进步。

当前，原发性肝癌系统性治疗已进入免疫为主导的联合治疗新时代，无论是肝癌一线还是二线治疗，都有了更多选择。在一线治疗中，IMbrave150研究的阿替利珠单抗联合贝伐珠单抗、ORIENT-32研究的信迪利单抗联合达贝伐珠单抗、SHR-1210-310研究的卡瑞利珠单抗联合阿帕替尼等方案已相继获得阳性结果，而辅助治疗的IMbrave 050研究也已宣告成功，将在不久后之后公布详细数据。上述这些研究表明，以PD-1/PD-L1抑制剂为主的联合治疗成为肝癌新的治疗模式。免疫治疗业已成为肝癌的主要治疗手段，以免疫治疗为主的联合治疗将贯穿于肝癌的全程，彻底改变了肝癌的治疗策略和结果。

必须指出的是，联合治疗需要有充分的研究数据证明其可以协同增效或降低副作用才能使用，国家药监局药品审评中心制定公布了联合用药的指导原则，应该学习遵守。总体而言，肝癌未来的治疗将是以免疫治疗为主导的联合治疗，包含了不同药物的联合应用，也包含了药物与手术、放疗、介入治疗甚至消融治疗的联合，有望改变肝癌患者的生存结果。

问：虽然在临床上，不断有全新药物问世，但是在药物安全方面，您觉得应如何有效监测全新创新靶点药物的不良反应，最大限度地保护受试者安全？

秦叔逵：早在十五年前，中国临床肿瘤学会（CSCO）就注意到药物安全这一问题，专门组织成立了抗肿瘤药物安全管理委员会，旨在有效防治肿瘤的同时，提醒广大临床医师关注药物相关不良反应，提高患者临床用药安全性与耐受性。通过培训班、学术会议、制定防治指南和专家共识等一系列活动。如今，有关理念研究已深入人心。

比如，已知免疫治疗与传统化疗和靶向药物有许多不同，其治疗起效慢，不良反应也有拖尾效应。免疫相关不良反应（irAE）的发生机制和临床表现常具有独特性：第一，可发生于全身多个系统和各个脏器，常见为皮肤不良反应、免疫性肝炎和免疫性肺炎等；第二，可发生于疾病的全程；第三，在处理上需要应用调节免疫或抑制免疫功能的药物。

2017年，CSCO免疫治疗专家委员会在王宝成教授和张力教授的带领下，制定了相关专家共识，此后又补充升级为《CSCO免疫检查点抑制剂相关的毒性管理指南》，为临床医师正确、合理地应用免疫检查点抑制剂发挥了很好的指导作用。2020年，又制定发布《CSCO免疫检查点抑制剂临床应用指南》，有助于正确应用免疫治疗药物和加强对irAE的管理。总的来说，与传统治疗手段相比，免疫治疗可使抗肿瘤效果进一步提高，但同时，临床医师需对其独特不良反应的管理高度重视并且积极防治，发挥最大有效性，不良反应降至最低。

在临床试验中，我们强调要严格遵守国家法律法规和GCP原则，特别注意新药的不良反应，确保受试者的安全；只有保证了受试者的安全和临床试验新药研发过程中的医学伦理，才能在药物上市后的更大范围内保证患者的安全。由于临床试验通常都是采取随机对照试验，有严格的入排标准（比如挑选体质较好、相对病情较轻或病情简单的患者）和终止条款，及时实施药物警戒，以确保临床试验安全顺利地进行，直至药物上市。而药物上市后，面对的人群更加广泛、临床情况更复杂，因此需要进一步考察药物的安全性，注意发现的某些少见的甚至罕见的不良反应，从而积累大量的数据，所以还需要进行上市后的研究、非干预研究或真实世界研究来支撑安全性。

问：目前在肝癌治疗领域，还有哪些新靶点和新作用机制的药物临床试验值得重点关注？

秦叔逵：在这里，我想举一个例子。阿可拉定是一种从传统中药，也是天然药用植物淫羊藿中提取、分离、纯化得到的小分子药物，为国家中药1.2类新药。基础研究数据表明，阿可拉定具有免疫调节作用，可降低血液中IL-6浓度，抑制其下游信号通路JAK2/STAT3磷酸化，抑制PD-L1等的表达，影响炎症因子的释放，进而改善肿瘤微环境。II期临床试验发现，TMB、PD-L1、AFP、IFN-γ和TNF-α等指标都与阿可拉定的疗效密切相关。

在2007年索拉非尼上市后，至IMbrave150数据公布前，晚期肝癌的治疗一直没有跨越式的突破。阿替利珠单抗+贝伐珠单抗（A+T方案）首次突破了索拉非尼的疗效瓶颈，使肝癌一线治疗进入了索拉非尼"后时代"。IMbrave150研究和其他联合治疗的研究改变了肝癌的治疗格局，为临床提供了疗效、安全性和可及性俱佳的联合治疗方案，同时这种联合治疗模式也改变了治疗理念，为肝癌研究的开展带来了有益启发。

问：您主持了许多肝癌药物的我国乃至国际多中心药物临床试验（MRCT），能否举一两个您最为自豪的MRCT的例子？

秦叔逵：从2000年开始，就我们原解放军八一医院全军肿瘤中心一家而言，就参加了300多项国际、国内大型多中心临床研究，其中牵头146项。在这些研究中，光是肝癌新药临床研究就有82项，这意味着全球著名的肝癌新药临床研究，我们中心都有参与。包括分子靶向药物的研究，从索拉非尼到如今的多纳非尼和阿帕替尼的研究；系统的化疗，从亚砷酸到含奥沙利铂方案的研究，和现在许多PD-1/PD-L1免疫检查点抑制剂的研究，我们都积极地参与，边干、边学、边提高，在参与国际多中心临床研究的同时，还组织开展了许多国内新药临床研究。前面谈到，我国肝癌发病率高，病死人数多，具有显著特点。所以，在参加国际、国内大型临床研究中，我们逐步积累了丰富经验，贡献了较多病例，还有研究者的智慧。

许多肝癌新药国际大型临床研究，只要有我国研究团队参加，我们无论在入组的数量、质量和速度上，都是名列前茅。比如，在当年索拉非尼的Oriental研究中，全亚太地区一共入组了226例受试者，中国大陆入组180例，台湾地区入组20例，其他国家加起来26例，即我国学者入组受试者的数量达到了整个亚太区总数的90％。又如，仑伐替尼的REFLECT研究也是一样，全球一共入组954例，中国大陆和台湾地区、香港地区的专家共同入组了288例，将近全部病例的1/3。

在免疫检查点抑制剂治疗研究方面，我国也做了许多贡献。比如，卡瑞利珠单抗二线及以上治疗晚期肝癌的临床研究，在短短1年时间内，我们完成了入组220例，获得优良的结果，期间得到了国家药监局药品审评中心的指导和支持，已在今年3月18日获批新的适应症。

再举一个例子，在2021年6月初的ASCO大会上，全球学者共投稿6,300多篇，只有3篇肝癌研究被大会遴选为口头报告。其中，有两项报告，一项是"多纳非尼对比索拉非尼一线治疗晚期肝细胞癌的开放标签、随机对照、多中心 II/III 期临床研究（ZGDH3试验）"，还有一项是"阿帕替尼二线及以上治疗晚期肝细胞癌的随机、双盲、安慰剂平行对照的多中心 III 期临床研究（AHELP试验）"，都是我国专家主导的大型临床研究，高水平、高质量和获得了预期的结果。另外一项Study22国际多中心研究，我国团队也是重要的参加者。所以说，一举囊括全部的口头报告，在国际肿瘤学界引起了震动。

就免疫治疗而言，2019年，两项确证性 III 期临床研究CheckMate 459和KEYNOTE-240相继宣告失败，让肿瘤学界产生了许多困惑。肝癌大型临床研究接踵失败的原因，除了药物本身外，更多是临床研究的设计、执行、质量控制和总结上出现了问题。

目前，肝癌的治疗策略、方法和结局发生了巨大的变化。我国专家学者从过去"跑龙套"到今天的"弄潮儿"，已走在了世界肝癌诊疗和研究的前列。现在，我们已经不满足于"重在参与"，而是结合我国国情和肝癌患者的特点，积极牵头创新研究。另外，我们的本土制药企业，像恒瑞、君实等，都正在开展新药治疗肝癌的国际多中心研究，并且是由我国学者独立设计和牵头组织的。当然，我们还存在一些差距和不足，需要继续虚心地学习；另外，与肺癌、乳腺癌等相比，肝癌领域取得的进步还是比较小的。

问：您对于我国的肝癌研究和临床研究者有什么期望？

秦叔逵：从肝癌药物治疗临床研究迅速发展来看，我国在国际上的发展，尤其是近3年以来，超过了过去30年，晚期肝癌药物治疗的临床试验不仅有失败，也有成功，新药陆续获批上市，如今已经极大地改变肝癌的治疗策略、格局、实践和结局。我国学者已经从重在参与，逐步走在全球肝癌药物临床研究的前列。

除了将治疗前移外，提高肝癌患者治疗效果仍然是重要的研究方向。目前肝癌一线治疗的最佳客观有效率（ORR）大约25%，中位OS约22~24个月。虽然已较以往有了显著提升，但是相较于肺癌和乳腺癌，仍然差强人意。比如，我国乳腺癌患者5年OS率高达93%，而肝癌患者仅为12.1%。此外，由于我国大部分患者确诊时已是中晚期，手术机会非常有限，而手术是早中期肝癌患者获得长期生存重要的治疗手段，因此，通过转化治疗将不可手术切除患者转化为可手术切除的患者已是当前研究的热点。需要指出的是，肝癌患者同时存在两种性质不同的疾病，即基础肝病与肝癌，互相影响，恶性循环。部分肝癌患者可能因基础肝病恶化而发生病情恶化或死亡。因此，针对肝癌的系统治疗需要涵盖患者的基础肝病。肿瘤学专家应该虚心地向肝病学专家学习，与肝病专家精诚合作，一起积极控制肝炎、肝硬化、肝功能异常和防治相关并发症。

总体而言，目前针对肝癌的治疗手段日新月异、层出不穷，但是其治疗效果仍不及肺癌、乳腺癌等其他常见肿瘤，因此肝癌工作者需要继续努力学习提高，不断缩小差距。

我国肝癌诊疗与研究发展仍然面临着诸多的挑战，诊疗与研究水平提升未来可期。尽管近年来肝癌治疗进展明显，但在临床上仍然存在巨大而未满足的需求。首先，在预防方面，病毒性肝炎是导致肝癌的重要原因，如何防止病毒性肝炎的发生和传染尤为重要。因此呼吁广大群众积极接种乙肝疫苗、避免食用霉变食物以及戒酒。其次，在诊断方面，日趋提倡多学科协作模式（MDT）。如何建立完善肝癌的MDT团队以及对肝癌患者规范化诊疗是面临的挑战之一。国家卫生健康委和中国临床肿瘤学会（CSCO）等已制定出台了多部临床指南和专家共识，旨在进行相关指导。第三，在治疗方面，目前晚期肝癌系统治疗的疗效已发展至瓶颈阶段。

今天，以抗血管生成药物和免疫药物为主的靶向治疗缺乏生物标志物预先筛选合适的患者，仍然属于"撒大网式"的盲目治疗手段，特别期待基础和临床研究的突破，以进一步提高选择性以延长患者生存期，诊治研究中需要加强多学科专家学者的相互合作。相信在这一挑战与机遇并存的时代，通过基础研究者和临床工作者的协同努力，未来肝癌诊疗和研究水平必将会大幅提高。

问：在您30多年的从医过程中，可以说是在不断地改写我国肝癌研究和治疗的历史。回忆过往，什么是您孜孜不倦为肿瘤患者接受治疗、参加临床试验以及为他们科普健康知识作出贡献的动力？

秦叔逵：第一，人生总会遇到重大选择，认准了就要走到底。立志从医，坚守在临床一线，是我自幼的心愿，乐此不疲。第二，干事业就得有雄心壮志，要勇于创新，还要善于创新。在攀登医学高峰中前行，是我的毕生追求。第三，身为人民军医，要有仁心大爱。救死扶伤，热情为患者服务，应该责无旁贷，义不容辞。

（作者：毛冬蕾）

陆舜教授：
肺癌靶向治疗进入Any Line时代

编者按

当前，我国整体癌症粗发病率和死亡率持续上升，反映出我国癌症负担沉重。据国家药监局药品审评中心统计，2020年，化学药、生物药临床试验前10位都是抗肿瘤药项目。为了帮助受试者正确了解、选择和参加临床试验，我们专访了上海交通大学附属胸科医院肿瘤科主任、DIA中国委员会副主席陆舜教授，请他谈谈肺癌新药临床试验。

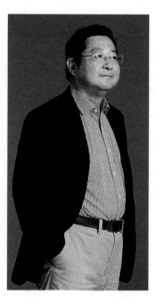

上海交通大学附属胸科医院肿瘤科主任、DIA中国委员会副主席陆舜教授

问：陆教授您好！肺癌治疗领域主要的治疗手段有哪些？临床医师应该如何判断和选择这些治疗手段，以更好地服务于患者？

陆舜：根据JNCC发表的Cancer Incidence and

Mortality in China，2016文章统计，基于国家癌症中心最新数据，2016年我国新发肺癌病例为82.8万人，城市发病率为36.7万人，农村发病率为35.2万人，死亡率为65.7万人，肺癌发病率和死亡率依然位居我国恶性肿瘤中的第一位，因此，肺癌新药临床开发任重道远。过去二十年，从化疗药到靶向药、免疫治疗等新疗法，肺癌药物研发取得了长足进步。可以说，肺癌是靶向治疗和精准治疗发展最快的癌肿。

肺癌分驱动基因阳性肺癌和驱动基因阴性肺癌。驱动基因阳性肺癌治疗药物有靶向EGFR TKI、ALK、ROS1、BRAF、cMET14外显子跳突（METex14）、RET、NTRK等7种靶点的药物，国内已全部获批上市，具体品种可以在各大行业微信公众号查阅。美国研发的靶点还包括KRAS（我国也有企业在开展KRAS靶向药临床研究）。从《国家基本医疗保险、工伤保险和生育保险药品目录》（以下简称医保目录）来看，EGFR TKI三代药物、ALK二代药物和ROS1靶向药已纳入医保目录，加大了患者对这类药品的可获得性。对驱动基因阴性肺癌患者，临床治疗手段是化疗药+PD-1抗体。国产PD-1抗体大多进入医保，这对患者来说是福音。基于肺癌不同分型，如果用同一种药物，显然不合理。临床医师在谈治疗选择之前，首先要加强肿瘤治疗规范、合理的意识。为此，国家卫生健康委合理用药专家委员会编制了《新型抗肿瘤药物临床应用指导原则（2021年版）》，成为国内各专科、各种抗癌药规范化使用的"标杆文件"。在保证合理用药和药物可支付的前提下，临床医师应及时给患者用上最合适的药物（见肺癌常用小分子靶向药和大分子单克隆抗体药品种表）。

肺癌常用小分子靶向药和大分子单克隆抗体药品种表

序号	需要检测靶点的药物	无需检测靶点的药物
1	吉非替尼	贝伐珠单抗
2	厄洛替尼	重组人血管内皮抑制素
3	埃克替尼	安罗替尼
4	阿法替尼	依维莫司
5	达可替尼	纳武利尤单抗
6	奥希替尼	帕博利珠单抗
7	阿美替尼	阿替利珠单抗
8	伏美替尼	卡瑞利珠单抗
9	克唑替尼	替雷利珠单抗
10	阿来替尼	信迪利单抗
11	塞瑞替尼	
12	恩沙替尼	
13	普拉替尼	
14	赛沃替尼	

注：临床研究促进公益基金整理

虽然美国国立综合癌症网络（NCCN）每年会发布各种恶性肿瘤临床实践指南，中国临床肿瘤学会（CSCO）也制定了相应的肿瘤诊疗指南，但个人认为，临床医师用药不能拘泥于指南，而要从临床实际出发。国际上，靶向治疗已模糊了一线、二线、三线用药概念，不一定非要等到患者耐药了才按一二三线次序用药，而是"Any Line"，一切以患者感受和治疗需求出发。我们希望疾病治疗能按整齐划一的线路图，并不一定正确。个人的逻辑是：首先，精准分型患者，考虑药物有效性；第二，考虑国家药监局是否批准及药物的可及性；第三，看药物是否进入医保目录，考虑患者的可支付性。效果再好的药物，如果患者不能承担，也是徒劳，这一点对新药研发和指南制定，也是重要参考。

问：在靶向药物开发中，以EGFR TKI抑制剂为例，我国经历了第一代、第二代和第三代药物的开发历程。您认为，每一次研究对患者来说意味着什么革命性变化？

陆舜：2005年国际一项大型ISEL临床研究发现，第一代EGFR TKI抑制剂、阿斯利康的吉非替尼并不能明显改善复发非选择性晚期肺腺癌患者的疗效，肿瘤学界并不十分清楚哪类人群是吉非替尼的真正受益人群，导致该药在美国只能用于服药有效的肺癌患者，并加上黑框标志。

临床发现，该药在亚洲女性、不吸烟的肺腺癌患者中效果特别好。通过具有里程碑意义的IPASS研究首次证实EGFR突变是这个药物的生物标志物，令治疗率提高以及患者的存活期更长，也开启

陆舜教授：肺癌靶向治疗进入 Any Line 时代

了肺癌的精准靶向治疗时代。之后，研发人员开发了第二代EGFR TKI抑制剂达克替尼、阿法替尼，希望克服第一代EGFR TKI抑制剂耐药问题，但第二代EGFR TKI抑制剂临床上不能克服耐药，因为临床前推荐的剂量不良反应过大，在人体中耐受不了。但发现第二代EGFR TKI抑制剂，对经典基因突变以外的罕见基因突变，显示出较好效果，因此，第一代抑制剂耐药的问题直到第三代药物才得到解决。

总而言之，2011～2017年，三代EGFR TKI药物开发，每一次都给患者带来了新的获益。全球第1～3代EGFR TKI的临床研究结果几乎都有我国研究者的身影，是全球研究者和患者的共同合作。

问：近些年靶向联合化疗、免疫治疗、细胞治疗发展很快，这些新疗法如何改善肺癌患者的生存期和生命质量？

陆舜：众所周知，京都大学免疫学家本庶佑（Tasuku Honjo）于1992年发现T细胞抑制受体PD-1，2013年开创了癌症免疫疗法。本庶佑同时因对细胞因子IL-4、IL-5的分子鉴定，以及发现对类转换重组及体细胞超变异具有重要作用的活化诱导胞苷脱氨酶而闻名。2018年，他与美国科学家詹姆斯·艾利森共同获得2018年诺贝尔生理学或医学奖。根据他们的科学原理，制药公司开发出了PD-1/PD-L1抑制剂。制药界进入了免疫治疗时代。

　　PD-1/PD-L1抑制剂经历了从后线到单药一线联合治疗的过程，这给驱动型基因阴性的患者带来了革命性变化。

　　目前，免疫治疗只有PD-1/PD- L1一个靶点，未来还寄希望新靶点，如TIGIT、LAG3。本土创新企业不甘落后，PD-1+TIGIT（替雷利珠单抗 + 欧司珀利单抗）联合疗法用于NSCLC 辅助治疗已进入临床试验阶段。

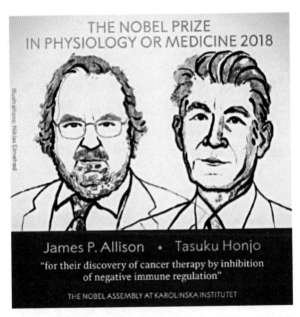

京都大学免疫学家本庶佑（图右）与美国科学家詹姆斯·艾利森共同获得2018年诺贝尔生理学或医学奖

来源：诺贝尔官网

发展较快的还有抗体偶联药物（ADC），该类药物在HER2/HER3基因突变的乳腺癌患者中治疗成功以后，在肺癌HER2突变患者中的疗效迎来了飞跃。正在进行的多项临床试验对比ADC药物与化疗药在PD-1抑制剂与化疗药失败后，跟PD-1抑制剂与化疗药头对头试验对比，结果拭目以待。此外，ADC药物在乳腺癌、胃癌、尿路上皮癌、肺癌及血液肿瘤等方面展示出优异的临床疗效，被产业界和投资界全面看好。不过，药物安全性仍是申办方和研究者首要考虑的。在细胞基因治疗方面，CAR-T产品已在血液肿瘤中开发成功，在实体瘤方面仍在探索。其他治疗手段包括溶瘤病毒药物，也处在关键Ⅱ期临床试验。辅助免疫治疗和新辅助治疗是近几年新出现的模式。过去NSCLC术后辅助治疗只有化疗方案，仅能提高5%的5年生存率。上述这些新技术要变成新治疗手段，需要临床试验。而我国的研究者和药企都不遗余力，积极参与甚至成为开路先锋。

问：肺癌治疗领域从化疗到靶向治疗再到全球批准了许多新药，这些新药治疗是否能满足临床需求？肿瘤患者为何还要参加临床试验？

陆舜：人类在抗击癌症的过程中，内科治疗希望把肿瘤细胞完全歼灭，以达到治愈。从医学角度来讲，肿瘤细胞是人体一部分，它同样需要汲取营养，繁殖生长，这仿佛是哲学悖论。肿瘤细胞不断适应和抵抗药物，最终使人体耐药，此时就要开发新一代药物，自然需要临床试验。

问：肿瘤药物临床试验跟其他癌症新药临床试验有什么特点？

陆舜：最大特点：首先，肺癌治疗已进入精准治疗时代，治疗水平与20年前不可同日而语。第二，免疫治疗和分子分型在非小细胞肺癌治疗中比较成功，既有靶向也有免疫治疗。对于肺癌患者，临床试验对照药物不再跟化疗药对比了。而其他难治性癌肿，缺少靶向药物和免疫治疗，临床试验对照药是与已有标准化疗相比，相信这种情况很快会得到改善。

问：参加临床试验，除了您提及能获得潜在的新的治疗机会，还存在哪些风险？

陆舜：临床试验有两种风险：一是全新作用机制的药物，即1类新药，在人体中没有被证实有效性，这种创新药的安全性需要高度重视。二是某种新药在某类肺癌患者中被证实有效，但在不同人群中开展临床研究，如第三代EGFR TKI抑制剂在晚期患者研究成功后，在早期患者中需要验证是否存在风险。这时，要最大程度在最佳支持治疗基础上进行探索，尽可能将潜在风险降至最低。

问：随着分子靶向治疗和免疫治疗出现，肺癌新药临床试验入组标准在限定条件的数量及复杂程度上有所增加。您认为这样合理吗？

陆舜：我认为是合理的。一个药物从在实验室被发现，到临床前研究再到临床试验，经历漫长过程，这一结果来之不易，一定要认真对待每一个新药，争取设计最优的试验方案，做出阳性结果。虽然这听上去不太公正，但开发者和研究者，希望用各种试验方法、手段和证据，保证试验成功。审评机构会以疗效和安全性为准则，评估研究数据和证据是否充足和相关，结果是否真实可靠，最终决定一个新药能否上市。这是国际惯例，也符合赫尔辛基宣言、ICH GCP、我国GCP的要求。

因此，在设计临床试验入排标准时，有着极其严格的标准，利用Biomarker或基因分型，找到有潜在治疗获益的受试者，让这一小部分人在身体条件最佳时参加试验，发挥最大效用，为将来药物上市后在更多人群试验中打下基础。

一些患者存在选择参加临床试验时间的误区，他们认为需要把一线、二线、三线药物使用过了以后，将试验药物当作最后一根救命稻草，才选择参加试验，但此时患者体力往往非常虚弱，药物不良反应反而是他们难以承受的。因此，有早期疗效证明的药物，年富力强的肿瘤患者可尽早参与。

问：您认为抗肿瘤药物临床试验伦理审查最需要把关的是什么？

陆舜：虽然我一再强调创新，但伦理审查首先把关药物的安全与风险，考虑对长期毒性等多方面因素的风险与获益。肿瘤药物的临床试验设计需要进行周密的规划、严格的立项审查及后续做好药物警戒和风险防控。

问：研究人员在与患者签署知情同意书时需要注意什么？如果患者想随时退出试验，这被允许么？

陆舜：患者参加临床试验时，所有权利和义务，必须提前明晰；研究者在招募患者参加临床试验时，要尽可能详细讲解知情同意书的内容，既要介绍全面，言语又要保持客观中立。如果患者想随时退出试验，完全可以，不可阻止，但需了解受试者退出试验的原因，充分支持并站在对方角度为其提供合理的意见和建议。

问：如果临床试验失败了，作为研究者，您怎么安慰患者和他们的家人？遇到受试者赔付事件，您怎么处理？

陆舜：如果临床试验失败，我们会及时安慰患者。作为医师，"有时治愈，经常关怀，总是安慰"是工作准则。在我院，还提供其他治疗作为补偿，有时是免费体检，有时馈赠其他治疗药物。所有临床试验项目，我们都为患者购买保险。获取知情同意书时，要充分告知受试者。如出现任何药物不良反应或不良事件，会依照合同及时充分赔付。

在此，我想特别提醒临床研究机构办公室，申办方往往会有专业的法务团队，在与申办方谈判项目时，必须落实到书面合同上，研究机构和研究者都需要逐字逐句斟酌确认后，才能签订合同。审阅合同，也是我本人一项重要的常规工作。

问：您能不能举一个工作中印象最深刻和感动的受试者故事？

陆舜：我仍然记得，一位年轻的ALK阳性肺癌患者，他来找我看病时肿瘤已发生脑转移，但他非常坚强，开始化疗；化疗失败后，他参加了新化疗药物临床试验；失败后，他参与了第一代ALK抑制剂、第二代ALK抑制剂、第三代ALK抑制剂的临床试验；最后参加了一个全新药物临床试验，共参加了5项临床试验。每一次都能因新的临床研究而有生存获益。他得到了远比普通治疗更细致的医疗照护，为研究贡献了数据。

我们与他建立了亲密友好的医患关系，就像合作者，交流，共同参与临床试验。每当想到他，都让我备受感动，肃然起敬，一位受试者的一小步，就是人类健康的一大步。

问：您对未来肺癌领域药物研发有什么新思路？一些新机制药物的不良反应不可忽视，您作为研究者，如何重点监测全新创新靶点药物的不良反应？

陆舜：根据国家药监局药品审评中心药物临床试验登记与信息公示平台（www.chinadrugtrials.org.cn）公示数据，截至目前，仅非小细胞肺癌适应症，在我国已完成、进行中及尚未启动的项目就多达571项。我非常关注一些新靶点，如TIGIT、LAG3、cMET药物未来的临床试验结果。一些老靶点如EGFR、ALK等，现在也因联合治疗与免疫疗法相结合而焕发生机。新技术方面，我看好单抗、双抗、多抗和ADC药物，我国很多公司都参与研发了。

至于不良反应，对全新作用机制药物，如ADC药物产生的间质性肺炎等，要提前熟悉它们在临床前研究的安全数据，设定不同风险等级预警和抢救计划，严格遵守现行GCP中对SAE/SUSAR/

DSUR安全性事件报告及管理的标准操作规程，了解每一个药物的安全性，做到心中有数。

问：2021年11月19日，国家药监局药品审评中心出台的《以临床价值为导向的抗肿瘤药物临床研发指导原则》至今仍然引起广泛讨论和学习，强调新药要比已有最佳药物更优，强调以患者为中心。这一指导思想对患者而言有什么意义？

陆舜：《以临床价值为导向的抗肿瘤药物临床研发指导原则》提出试验对照药要跟已有标准治疗和最佳治疗对比。这一点我非常支持，这也是临床医师一直的理念，我们开展临床试验，贯穿始终的是让患者最大获益。如果我们总对比疗效差的药物，就是在不断重复，没有创新。当年PD-1抗体与化疗对比，这是我国制药业发展过程中必经阶段。

问：您对我国研究者和临床试验有什么期望？

陆舜：我国肺癌药物临床试验经历了3个阶段。

第一阶段是1999～2009年：我国研究者是赶潮儿，跟随参与了全球临床试验，学习GCP和如何开展临床试验，但没有参与设计试验。

第二阶段是2009～2019年：现在我国研究者已成为弄潮儿，掌握试验方案设计能力，成为主要牵头人，作为研究委员会成员参与讨论方案。例如我国是乙肝高发国，当患有乙肝的肿瘤患者参加临床试验时，是否需要排除在外，在欧美国家和地区的受试者中极少存在这个问题。我们成为研究委员会成员后，有讨论的话语权，可针对我国患者的特殊情况讨论甚至修改方案，从一个赶潮儿变成弄潮儿。

第三个阶段是2019年～至今：逐步成为领潮儿，这得益于我国生物制药企业的研发实力增强，创新药物增多，有些项目会邀请我国研究者作为leading PI。我也参与了部分跨国企业的项目，担任了leading PI，但机会不多，因为跨国企业的产品大多是美国或欧洲研究者作为主导。只有本土药企全球新项目开展了全球多中心试验（MRCT），我国研究者就有可能担当PI。

问：什么是您孜孜不倦为肿瘤患者治疗、牵头临床试验及为他们科普健康知识作贡献的动力？

陆舜：我的动力依然来自患者，看到他们的生存期延长，生命质量提高，我充分感受到作为肿瘤医师的神圣和光荣。

（作者：毛冬蕾）

张剑教授：
乳腺癌患者参加临床研究，来自家人的力量

编者按

近年来，随着靶向药、肿瘤免疫治疗药等相继问世，女性乳腺癌患者的治疗选择越来越多。但研究者并没有止步于此，而是不断开展新靶点、新机制的药物临床研究，努力为患者带来更多新药。乳腺癌专家、复旦大学附属肿瘤医院Ⅰ期临床研究病房行政主任张剑教授接受专访时表示，在一些

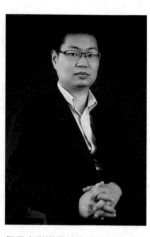

复旦大学附属肿瘤医院Ⅰ期临床研究病房行政主任、肿瘤内科主任医师张剑教授

不发达省份和城市或对女性仍有偏见的家庭里，家人对女性患者的重视程度会不够，导致治疗无法持续。因此，来自家人的力量十分重要，鼓励患者更有机会从新药治疗中获益。

问：张教授，在临床上，按照乳腺癌的不同分期，早期患者和复发转移的晚期患者有哪些不同的药物治疗手段？

张剑：乳腺癌可分为早期和晚期。其中，晚期又分为局部晚期和远处转移性乳腺癌。乳腺癌不同的分期治疗目的有所不同，也决定了治疗手段有所差异。早期乳腺癌或局部晚期乳腺癌以根治为目的，可通过手术、放疗、术前或术后的全身性药物治疗（如化疗、靶向治疗、内分泌治疗），降低复发概率。对复发转移的晚期乳腺癌患者，治疗目的是带瘤生存。临床医师通常会选择全身性治疗药物方案。通过这些手段，患者能在各类药物治疗中将无进展生存期（PFS）逐步叠加在一起，最终改善总生存期（OS）。针对早期乳腺癌的药物治疗，可分为术前辅助治疗、术后辅助治疗；针对晚期乳腺癌，可按照治疗方案的顺序，依次命名为一线、二线、三线甚至四线、五线治疗。

问：从分子分型来看，以激素受体阳性、HER2阳性及三阴性乳腺癌为例，复发转移性乳腺癌治疗药物主要有哪些？

张剑：复发转移性乳腺癌按分子分型，主要分为4种：Luminal A型、Luminal B型、HER2阳性型、三阴型。其中，Luminal A型、Luminal B型乳腺癌患者以内分泌治疗±靶向治疗作为优选，次选或后线可考虑化疗。对HER2阳性患者，化疗联合抗HER2靶向治疗的应用较为常见，而激素受体和HER2双阳性的患者，内分泌治疗联合抗HER2也是可行的。三阴性乳腺癌患者的全身治疗手段包括化疗和靶向治疗，而靶向治疗主要包括免疫治疗、小分子抑制剂和抗体偶联药物（ADCs）。

问：从药物不同分类来看，乳腺癌治疗药物分别有哪些？

张剑：化学药选择较多，包括蒽环类药物（多柔比星、表柔比星、脂质体多柔比星等）、紫杉类药物（紫杉醇、多西他赛、白蛋白紫杉醇等）、长春瑞滨、卡培他滨、吉西他滨、艾立布林、优替德隆、环磷酰胺、铂类药物等。内分泌药物包括他莫昔芬、托瑞米芬、氟维司群、来曲唑、阿那曲唑和依西美坦等。靶向药物中的抗HER2靶向药物（曲妥珠单抗、帕妥珠单抗、伊尼妥单抗、拉帕替尼、奈拉替尼、吡咯替尼、T-DM1、DS8201）尤其丰富；抗血管生成抑制剂也有过部分研究探索，如贝伐珠单抗、阿帕替尼、安罗替尼等；其他值得关注的还有免疫治疗（帕博利珠单抗等）、奥拉帕利等。近年来，大分子药物种类越来越多。一是抗HER2大分子单抗，包括曲妥珠单抗、帕妥珠单抗、伊尼妥单抗等；二是ADC类药物，全球约有超过50个ADC进行单药或联合化疗临床研究，实体瘤中较多的就是乳腺癌，其治疗靶蛋白也比较丰富。还有一类是肿瘤免疫治疗药物，如PD-1/PD-L1单抗，针对乳腺癌的临床研究正在全球开展，部分已有好的结果。可以说，乳腺癌的治疗药物呈现百花齐放之势。

问：您觉得临床已有治疗手段足够丰富么？患者为何还要参加临床研究？有什么获益和风险？

张剑：如我上面所说，临床已有治疗手段很丰富，但不代表完全能满足患者需求。例如，复发转移性三阴性乳腺癌患者的中位生存期我认为远远不够，希望通过分类而治，延长这部分患者的总生存，同时保证较好的生活质量。如果把转移性乳腺癌看作慢性疾病，就自然需要更多的治疗药物，而临床研究就是研发新药的重要环节。事实上，每一个新药在诞生之前，都需要有临床研究进行有效性和安全性的验证。新药临床研究的获益和风险需要达到一定平衡，现行的很多新药多是靶向药物，可通过特定的Biomarker挑选合适的患者入组，从而有利于产生获益＞风险的结果。当然，我也想强调一下专业团队对风险管理的重要性。

我院I期临床研究中心对新药研发中的风险管理尤其重视，制定了不良反应管理algorithm，对创新药发生的预期和非预期不良反应也有制定针对性处理试验方案的能力。国家药监局药品审评中心高度重视临床研究中的风险管控，出台了部分指导原则。近期，国家药监局药品审评中心还围绕ADC药物治疗中发生的角膜上皮损伤管理与相关企业召开了沟通交流会。事实上，获益和风险，没有绝对，只有相对。临床医师通常会从患者的角度考虑，给患者选择当时的最优或较优治疗，其中就包括一些已有一定疗效数据的创新药。通常，首次在人体测试的创新药，如果在有经验的研究中心开展，可以相对有保障。对临床研究参与患者而言，也要积极储备临床研究的基本知识，Ⅱ/Ⅲ期临床研究虽然治疗相对更为成熟，但是一般不纳入多线治疗失败后的难治性患者；此外，I期临床研究不会有分到安慰剂组的担心，如果是比较明确有效的治疗靶点，参加I期临床试验特别是扩展研究是最能获益的。

问：随着分子靶向治疗和免疫治疗的出现，乳腺癌药物临床研究的入组标准在限定条件及复杂程度上正在增加。您如何评价？

张剑：参与临床研究的患者在入组过程中，要考虑其基础状态、合并疾病是否适合这些靶向药物，特别是免疫治疗药物试验时要考虑到自身免疫反应的风险控制。虽然限定条件增加，导致入组速度变慢，但这是必然过程。在特定条件下，能更利于研究者观察清楚药物的真实特性，减少人群异质性而导致的偏倚。我认为临床研究中的条件限定是合理的，一旦上市，开展真实世界的研究、上市后临床收集更多的疗效和安全性数据可以弥补之前条件限定的缺憾。

问：乳腺癌与其他癌肿相比，在新药临床研究中呈现出哪些特点？在临床研究患者招募、伦理审查、知情同意等具体环节，又有什么不同？

张剑：根据世界卫生组织国际癌症研究机构（IARC）发布的全球最新癌症数据，2020年乳腺癌新增人数达226万，约占新发癌症病例的11.7%。这是乳腺癌首次超过肺癌221万人，成为全球最常见的癌症类型。相对于其他抗癌药物临床研究，首先，乳腺癌药物临床研究受试目标人群较大，研发企业多，竞争局面比其他癌种更激烈，更需要申办方和研究者充分沟通建立合适的研发路径，也更需要通过沟通会等形式获得监管部门的指导。第二，乳腺癌患者生存期较长，如果都以获得OS统计学延长为目标，临床研究存在较大挑战，需要有智慧地进行研究设计。第三，乳腺癌作为大瘤种，其分子分型已经相对成熟，亚分型也在积极探索，有利于通过伞型研究、平台式主方案研究等形式，提高研发的效率。

总之，乳腺癌特点鲜明，药物临床研究要考虑的因素较多，但也因为存在巨大的未被满足的临床需求，更需要各方通力合作，建立更好的发展前景。从患者入组来看，我院90%是入组本院患者，这些患者依从性好，医患关系佳，对临床研究通常也比较理解。就乳腺癌而言，我院早期和晚期乳腺癌患者众多，乳腺癌年手术量已达8,000余例；乳腺癌新药研究数目尽管比较多，但基于以上原因，我们对患者招募没有太大的压力。伦理审查部门为我院的新药研究开展设立了更为优先的审评通道，为参与临床研究的患者提供保护以及临床研究的启动进度做了最大的努力。对于乳腺癌患者，创新药早期研究的知情同意最关注的是临床研究参与患者是否已从标准治疗中失败。

　　事实上，正如我上面所说，乳腺癌治疗药物众多，很难把所有治疗药物都测试一遍，因此"从标准治疗中失败"通常也隐含着从"必需治疗"中失败，以及至少2线或以上治疗失败的潜在含义在内，这与其他癌肿有些许不同。总体来讲，研究型医院，开展乳腺癌临床研究的氛围较好，医患合作意识较强，而参加乳腺癌同一试验的患者也往往会相互支持，对疗效好的研究药物口口相传，也有利于吸引更多患者参加增加他们获益的可能性。

问：在乳腺癌新药临床研究过程中，研究人员关注什么问题？患者需要注意什么？当参与研究的患者想退出时，作为研究者，应如何处理？

张剑：研究人员通常会关注这个乳腺癌新药是泛靶点药物还是单一靶点药物，是大分子还是小分子，是First-in-Human/Class还是Me-too/better，临床前研究结果特别是动物实验结果到底如何，该药与其他类似药物的区别和特性等问题。患者需要注意：多和家人沟通，获取心理支持；多与研究者沟通，了解临床研究知识；多配合研究流程，争取最大获益。要充分相信医师在研究中的专业判断。当然，患者有权无任何理由随时退出临床研究。一旦出现退出研究这种情况，我们尽量记录原因（比如疾病进展了、不良反应大、撤除知情同意等），也要初步评估对主要终点统计学的影响。为患者提供一定的便利，分析潜在导致退出的原因并针对性处置是保障研究质量和患者利益的重要方式。

问：您印象最深刻和最感动的临床研究受试者故事是什么？

张剑：我想说的是，对其他癌肿，例如肺癌，较常见于男性，确诊后家人多会高度重视、集体上阵、倾尽全力。而对于女性乳腺癌患者，在一些不发达地区或对女性仍有偏见的家庭里，家人对女性患者重视程度会不够，导致治疗无法持续，最终总生存无法保障。印象较深的有很多年前的一名50多岁诊断为ER阳性的转移性乳腺癌女性，经历了多线治疗后，疾病仍进展，家中不再支持她治疗，她孤身一人来到上海，把临床研究当成最后希望。

我们在门诊和患者谈了很久，在签署某CDK4/6抑制剂临床研究知情同意书之后，该患者配合特别好，我们也尽力为其创造减免费用和尽快入院的便利条件，结果这位患者一直有获益，后来进展后又主动要求参加了2~3项临床研究，都取得了不错的效果，不仅经济上节省了数十万元，而且维持了比较好的生活品质，更给身边的患友带来了"正能量"。

问：您对于我国的研究者、参与临床研究的患者及家人有什么期望？

张剑：希望我们的研究者在开展临床研究过程中，都能达到最高的专业素质，获得成就感，特别是有机会为患者研究出一款真正有用的创新药；此外，随着科普平台越来越多，乳腺癌患者通过网站、微信群、微信公众号等，获取了更多临床研究知识。我衷心希望，参与临床研究的患者及家人能更好理解临床研究的必要性和重要性。

当深入了解临床研究的本质，才会更明白家人赞成乳腺癌患者参加新药临床，不是无奈放弃，而是理智的支持，才使得患者更有机会从新药治疗中获益。参加试验获益以后，能口口相传，让更多人真正了解临床研究。为患者生存奋斗，研究出更多高效可支付的新药，恰恰是我们医疗/科研工作者的目标所在、动力所在。

（作者：毛冬蕾）

罗素霞教授:
参加临床试验是晚期肿瘤患者积极的治疗手段

编者按

相比于百花齐放的肺癌、乳腺癌药物,国内消化道肿瘤药物临床试验的数量少许多。想改变我国消化道药物研发不足的现状,加强这一领域临床研究,就变得十分重要。

消化道肿瘤领域的专家、河南省肿瘤医院副院长罗素霞教授认为,新药研发需要回答

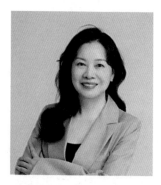

河南省肿瘤医院副院长、河南省恶性肿瘤(食管癌)临床医学研究中心主任,河南省肿瘤医院机构主任,河南省肿瘤医院I期研究中心主任罗素霞教授

7个right: 在靶标和先导化合物的发现阶段,要回答right pathway(正确的疾病路径)、right target(正确的靶标)、right molecular(正确的分子);而在早期探索性临床阶段,则要回答right formulation(正确的处方)、right indication(正确的适应症)、right patients(正确的患者)、right dosage(正确的剂量)。

问：以食管癌、胃癌、结直肠癌为例，目前消化道肿瘤治疗药物有哪些可圈可点的临床研究？

罗素霞：相比于百花齐放的肺癌药物，国内消化道肿瘤药物临床试验虽然取得了长足的进步，但试验数量仍相对较少。以食管癌为例，我国食管癌主要病理类型为鳞癌（＞90%），欧美国家和地区为腺癌（＞70%）。我国消化道临床医师在对食管癌患者治疗方案的选择上，应更多设计和开发出适合我国患者的临床试验，具有更多自己的临床研究数据，制定出适合我国患者的食管癌诊疗指南。除了化疗药物，近年来随着免疫治疗的兴起与发展，食管癌已全线进入免疫治疗时代，而免疫治疗在食管癌领域发挥作用也是从末线不断向前线推进的过程。

以胃癌治疗来看，我国胃癌患者突出的特点是晚期胃癌占比较高，约30%～40%属于无法根治的晚期胃癌即临床试验Ⅳ期，这部分患者疗效极差。对于HER-2阴性晚期胃癌，2019年美国临床肿瘤学会（ASCO）公布的KEYNOTE-062结果显示，对于PD-L1 CPS≥1分的患者，化疗（卡培他滨或5-FU+顺铂）联合帕博利珠单抗对比单纯化疗未能显著延长胃癌患者生存时间。2020年欧洲肿瘤内科学会（ESMO）公布的CheckMate-649研究和ATTRACTION-4研究阳性结果改写了胃癌一线治疗格局。基于此研究结果，2021年NCCN胃癌指南对于CPS≥5分胃癌患者，推荐一线化疗联合纳武利尤单抗。针对部分亚洲人群的ATTRACTION-4研究证实，纳武利尤单抗联合化疗（SOX或XELOX）较单纯化疗，显著改善PFS（10.45个月vs 8.34个月）和提高ORR（57.5% vs 47.8%）。

对于HER-2阳性晚期胃癌，2009年公布结果的ToGA研究，594例HER2阳性的胃食管连接部和胃腺癌患者，随机分为曲妥珠单抗联合化疗组和单纯化疗组，共进行6个周期治疗，曲妥珠单抗持续应用至疾病进展。结果显示，联合治疗组较单纯化疗组显著延长mOS（13.5个月vs11.1个月），提高ORR（47.3% vs 34.5%），HER2高水平表达者生存期达到16个月。

其他针对HER2的靶向治疗药物帕妥珠单抗、拉帕替尼、TDM-1等在晚期胃癌的一线或二线治疗Ⅲ期研究结果均为阴性，主要原因目前归于胃癌的异质性。曲妥珠单抗联合化疗耐药后的治疗亟待解决。近年来，针对HER2的抗体药物偶联物药物（ADC）成为研究热点，如DS-8201（一种抗体偶联药物，由人源化的抗HER2单克隆抗体，连接子和拓扑异构酶I抑制剂组成）和维迪西妥单抗（HER2单抗-MMAE偶联剂）在晚期胃癌后线治疗获得的研究结果备受关注。2021年6月，维迪西妥单抗被国家药监局获批上市，用于HER2中高表达晚期胃癌的三线及后线治疗。

结直肠癌是常见的消化道肿瘤之一，我国大多数结直肠癌患者在初诊时已属于中晚期，总体治疗结果未尽人意，5年生存率仅在60%左右。而基因检测对结直肠癌靶向免疫治疗的应用有重要的价值。随着基因靶点药物不断增多，针对不同靶点，作为临床医师，我们可能会推荐更多的基因检测，但目前一线治疗或者基本上在肠癌的规范基因检测当中，我们只推荐 RAS、BRAF 以及错配修复基因的检测，比例为20%多。根据我国患者的流行病学特征，结合我国常规的治疗方案，以此为基础设计不同药物联合的临床研究，才有可能更好地为我国患者提供更合适的治疗方案及循证医学的证据，也更容易被国内指南采纳。

问：谢谢您总结了消化道癌症药物临床研究主要特点。以食管癌为例，我国食管癌主要病理类型为鳞癌，而欧美国家和地区为腺癌。相比之下，我国食管癌临床试验设计采用的入组标准和化疗方案有哪些不同？

罗素霞：确实如您所说，中西方研究者在设计食管癌临床研究中采用的入组标准和化疗方案有一定的不同。比如，在KEYNOTE-590研究中，入组鳞癌患者比例在70%多些，而入组腺癌的比例为20%多。该研究的化疗方案选择了国外学者常用的顺铂联合氟尿嘧啶方案。而CheckMate-648研究虽然也是采用顺铂联合氟尿嘧啶为基本化疗方案，但入组患者均为鳞癌患者，更加贴近临床实际。

我认为应该根据我国患者的流行病学特征，结合常规的治疗方案，以此为基础设计不同药物联合的临床研究，才有可能更好地为我国患者提供更合适的治疗方案及循证医学的证据，也更容易被我国临床诊疗指南采纳。

问：食管癌化疗药物虽有卡铂和紫杉醇、表柔比星、顺铂和氟尿嘧啶等多种不同组合方案，但效果未尽理想。相比之下，免疫治疗在未来食管癌的治疗和临床研究中将有怎样的应用前景？

罗素霞：食管癌已经全线进入免疫治疗时代。事实上，免疫治疗在食管癌领域发挥作用也是从末线不断向前线探索推进的过程。2019年在美国临床肿瘤学会胃肠道肿瘤研讨会（ASCO-GI）上公布了KEYNOTE-181的研究数据，与标准化疗相比，帕博利珠单抗单药二线治疗PD-L1阳性晚期/转移性食管癌或食管胃交界部腺癌患者，可以显著延长患者的总生存期。自此，免疫治疗成为食管鳞癌患者标准二线治疗方案。基于在临床研究中的优秀表现，免疫治疗成为食管癌二线治疗标准方案。

那么，如何能将免疫治疗带来的治疗优势前移，进一步扩大免疫治疗的获益人群呢？随着今年5项晚期食管癌一线药物治疗重磅研究数据的公布（KEYNOTE-590、CheckMate-648、ESCROT-1、ORIENT-15、JUPITER-06），免疫治疗已经跻身食管癌一线治疗领域。可以看到，免疫联合化疗对比单纯化疗，可以为食管癌一线治疗患者带来非常明

研究者的故事

确的生存获益。

对局部晚期可手术切除的食管癌患者，"围手术期"药物治疗对改善生存至关重要。今年，免疫治疗在新辅助及辅助治疗阶段也能看到很多相关研究数据呈现，结果令人振奋。其中，帕博利珠单抗+CROSS方案作为新辅助治疗应用于局部晚期可切除食管癌患者。尽管研究入组病例数量较少，但研究数据显示，入组人群中超过一半（55.6%）的原发肿瘤病灶及淋巴结均达到病理完全缓解（pCR）。相较于单纯CROSS方案治疗，免疫联合治疗为患者带来明显获益。

还有，卡瑞利珠单抗+化疗用于局部晚期可切除胸段食管癌患者新辅助治疗。研究结果显示，入组并最终完成治疗接受手术的47位患者，pCR率高达42.5%。

除了上述两项研究，还有很多关于食管癌新辅助治疗策略的探索。简而言之，不论是同步放化疗+免疫还是化疗+免疫的新辅助治疗策略，研究结果都值得期待。在未来，新辅助治疗策略的研究将成为热点。

问：除了已有的卡瑞利珠单抗、帕博利珠单抗、纳武利尤单抗等用于食管癌治疗，还有哪些食管癌免疫治疗药物正在进行临床研究？通过这些临床研究，您看到了什么趋势？

罗素霞：目前，KEYNOTE-590、Checkmate-

648、ESCORT-1、ORIENT-15、RATIONALE 306以及JUPITER-06这些用于晚期食管癌一线治疗的PD-1单抗联合化疗的随机对照临床研究已经完成入组并陆续公布或者更新数据。基石药业的PD-L1单抗CS1001也在食管鳞癌一线治疗进行积极探索。Checkmate-577在食管癌术后辅助治疗中也取得巨大的成功。现在有更多的研究者在思考如何通过加入新的药物或者相互联合提升有效率和生存时间。

这些研究反映了一些趋势，首先是免疫治疗联合其他药物（免疫或者靶向等）用于一线治疗。正在探索的研究有罗氏的抗TIGIT单抗+PD-L1单抗联合化疗对照化疗用于食管癌一线治疗，以及正大天晴的PD-L1单抗TQB2450联合安罗替尼和化疗用于食管癌一线治疗的单臂研究。

其次，双免疫疗法也是重要的研究方向。许多公司正在探索PD 1/CTLA-4双特异性抗体对食管癌的治疗效果。

第三，PD-L1/4-1BB双抗也是目前研究的热点。4-1BB激动剂能够增强人体T细胞的活性，同时又有刺激免疫效果的作用。将PD-1/PD-L1与4-1BB这两类靶点结合在一起的双抗类药物，一端的抗体（如PD-L1）可以将药物带到这类靶标富集的区域，同时又可借助4-1BB来激活病灶周围的T细胞，最终杀灭癌细胞。因此，该药物在多种肿瘤治疗中开展相关临床研究。

第四，还有不同类型的双抗如PD-1/VEGF双抗、PD-L1/TGF-β双抗、PD-1/CD47双抗甚至PD-L1/VEGF-A/TGF-β"三抗"等正在做相应的Ⅰ/Ⅱ期临床研究。

此外，一些新的药物也在探索对食管鳞癌的治疗效果，例如今年的AACR，有报道采用临床前模型分析MDM2和p38 MAPK信号双重抑制，通过调节p53突变型ESCC细胞凋亡和DNA损伤反应，协同发挥抗肿瘤活性。

总之，随着免疫治疗在食管癌晚期一线、二线地位的确立，已经进入一个全新的免疫治疗时代。未来几年的研究，在晚期食管癌领域，可能更多地围绕免疫+靶向+化疗、双免+化疗、双免疫+靶向等组合方式进行。新的治疗靶点的出现或新型双免疫药物的研发，将极大地丰富晚期食管癌的治疗选择。

问：接着来谈谈胃癌治疗。由于我国胃癌患者发病率高，发现较晚，半数患者首诊时已进入胃癌进展期。目前对胃癌有效的化疗药、靶向药、免疫治疗用药有哪些可圈可点的临床研究？

罗素霞：晚期胃癌确实是胃癌治疗领域的"最后一块高地"，始终缺乏有效治疗手段，这让我们临床医师也颇为头疼。

对于HER-2阴性晚期胃癌患者，2019年美国临床肿瘤学会（ASCO）公布的KEYNOTE-062结果显示，对于PD-L1 CPS≥1分的患者，化疗（卡培他滨或氟尿嘧啶+顺铂）联合帕博利珠单抗对比单纯化疗未能显著延长胃癌患者生存时间。

2020年欧洲肿瘤内科学会（ESMO）公布的CheckMate-649研究和ATTRACTION-4研究阳性结果，改写了胃癌一线治疗格局。在PD-L1 CPS≥5分的患者中，纳武利尤单抗联合化疗较化疗显著延长患者中位总生存期（mOS）（14.4个月vs11.1个月）和中位无进展生存期（mPFS）（7.7个月vs6.0个月），次要研究终点CPS≥1分和全人群中的PFS和OS的统计学意义有所改善，客观有效率提高，且安全性可接受。

ATTRACTION-4研究证实，纳武利尤单抗联合化疗（SOX或XELOX）较单纯化疗，能改善PFS（10.45个月vs 8.34个月）和提高ORR（57.5% vs 47.8%）。综合考量已有的研究结果，2021版CSCO胃癌指南将纳武利尤单抗联合化疗纳入晚期HER2阴性且PD-L1 CPs≥5分胃癌患者的一线治疗方案。对于HER-2阳性晚期胃癌患者，2009年公布结果的ToGA研究入组594例HER2阳性的胃食管连接部和胃腺癌患者，随机分为曲妥珠单抗联合化疗组和单纯化疗组，共进行6个周期治疗。结果显示，联合治疗组较单纯化疗组的mOS显著延长（13.5个月vs11.1个月），ORR提高（47.3% vs 34.5%），HER2高水平表达者生存期达到16个月。

从总生存获益角度，其他对HER2的靶向药物帕妥珠单抗、拉帕替尼、TDM-1等在晚期胃癌的一线或二线治疗Ⅲ期研究结果均为阴性，主要原因目前归于胃癌的异质性。曲妥珠单抗联合化疗耐药后的治疗亟待解决。

近年来，对HER2的抗体偶联药物成为研究热点，如炙手可热的DS-8201、维迪西妥单抗（RC48）。RC48的Ⅱ期临床研究C008探索了维迪西妥单抗在既往至少接受过二线化疗的HER阳性转移性胃癌患者的疗效，结果显示，ORR为24.4%，疾病控制率为41.7%，mPFS为4.1个月，mOS为7.6个月。去年6月，维迪西妥单抗被国家药监局批准上市用于HER2中高表达晚期胃癌的三线及后线治疗。

问：未来，消化道肿瘤领域还有哪些新靶点和新作用机制的药物临床研究值得重点关注？

罗素霞：近年来的消化道肿瘤领域新药研发可谓日新月异。如HER-2、Claudin18.2、CAR-T细胞免疫治疗等。此外，LAG-3、TIGIT、TIM-3靶点虽然有成功也有失败，但都可圈可点。

例如，Claudin18.2广泛表达于胃癌及胰腺癌组织中，因此，该靶点成为消化道肿瘤领域的研究热点。对于Claudin18.2表达2+/40%以上的胃癌患者，在EOX方案化疗基础上，联合IMAB362靶向治疗可以明显提升患者的ORR和PFS。

近年来CAR-T治疗逐渐成为恶性肿瘤治疗领

域的研究热点。Claudin18.2的高特异性有助于T细胞识别肿瘤，因此被用于CAR-T治疗。CAR-T细胞免疫治疗将是未来晚期实体瘤治疗重要的研究方向。

KRAS G12C是一种相对罕见的KRAS突变，约占所有KRAS突变的12%～15%。在2020 ASCO会议上报告了KRAS G12C抑制剂AMG510研究数据，在研究入组的59例小细胞肺癌患者中，ORR高达32.2%。我期待KRAS G12C靶点在治疗肠癌中有所突破。

在去年的ASCO年会上，一项由北京大学肿瘤医院沈琳教授团队牵头开展的SHR1701治疗晚期实体瘤患者疗效及安全性评估的Ⅰ期临床研究中，49名登记患者中，45名至少完成了一次疗效评估。总体ORR为17.8%（95% CI，8.0%～32.1%）。其中，8例患者疗效评估达到完全缓解（PR）。SHR1701利用TGFβ/PD-L1双靶点协同机制，在难治性实体瘤中显示出可接受的安全性和令人鼓舞的抗肿瘤活性。

虽然CTLA4和PD-1靶向治疗的成功标志着癌症免疫治疗时代的到来，但还有许多免疫炎症较轻的肿瘤，如胰腺癌和前列腺癌，它们对这些靶向药则相对耐药。为了解决这一问题，业界开始探索其他免疫抑制受体。

LAG3（CD223）是另一个备受瞩目的研究热点。Relatlimab是世界上第一个LAG3抑制剂，今年3月，它与纳武利尤单抗的混合制剂Opdualag在美国批准上市。Opdualag的中位无进展生存期为10.1个月，而单独使用纳武利尤单抗的中位无进展生存期为4.6个月。

TIGIT 和LAG-3、TIM-3被看作下一代新兴免疫检查点。但今年5月，国外一家公司宣布其TIGIT单抗的第二个Ⅲ期临床试验失败。目前，业界还在探索TIGIT抑制剂与其余药物的联合治疗或其他适应症，我期待着TIGIT单抗能有好的表现。

TIM-3也是目前研究较多的免疫治疗靶点之一。据不完全统计，处于在研阶段的TIM-3药物33个，尚未有药物获批；其中Ⅲ期临床1个，Ⅱ期临床3个，Ⅰ/Ⅱ期临床4个，Ⅰ期临床7个，申报临床2个，临床前16个。国外药企如诺华、葛兰素史克、阿斯利康、百时美施贵宝、勃林格殷格翰、强生、AnaptysBio都有在研产品，国内企业百济神州、智康弘义、维立志博、逻晟生物、和铂医药等均在该领域布局，我想这个靶点药物的研发很快又会"卷"起来了。

问：《以临床价值为导向的抗肿瘤药物临床研发指导原则》强调了创新药要比已有药物更具有临床价值，让患者获得临床最优的治疗或标准治疗，同时强调了以患者为中心的新药研发理念。您认为，这一指导思想对患者而言意味着什么？

罗素霞：2021年11月19日，国家药监局药品审评中心正式发布并施行的《以临床价值为导向的抗肿瘤药物临床研发指导原则》(以下简称《指导原则》)指出，新药研发应该以为患者提供更优（更有效、更安全或更便利等）的治疗选择作为最高目标。以患者为核心的抗肿瘤药物研发的理念，不仅体现在对患者的需求、反馈信息的收集、分析方法学的完善，而且从确定研发方向到开展临床试验，都应该贯彻以临床需求为导向的理念，开展以患者为核心的药物研发，从而实现新药研发的根本价值——解决临床需求，实现患者获益的最大化。

晚期肿瘤患者参加临床试验，被确定为治疗手段，而非单纯的患者为药物上市、药企盈利进行的奉献式的研究试验；受试者从单纯的研究对象迈向了治疗对象；肿瘤药物临床试验，明确了其治疗性质，是本指导意见中最大的突破，是国家级规范指南中首次提出并明确这一理念。《指导原则》中明确提出，"对于晚期肿瘤患者而言，参与临床试验本身就是治疗手段之一"；"对于参与研究的肿瘤患者，临床试验即是重要的治疗手段，为了使肿瘤患者在临床试验中更有可能获得潜在治疗""临床试验是肿瘤患者重要的治疗手段"。

其实，在国际性的肿瘤治疗指南中，参加临床试验，已成为了各种肿瘤二线治疗的标准建议。发达国家肿瘤患者中，15％以上的患者均积极参加到各类型的临床研究中，而我国，这个数字不足3％，不但限制了我国肿瘤药物研发过程，也使肿瘤患者难以接收到最新的诊疗方法。本次指导原则中，明确了肿瘤临床研究的治疗属性，将会促进更多患者主动参加到临床研究中，缓解试验过程中医患对立的风险，提升创新研发人员的行业信念，有助医疗医保等监管机构对行业的理解，加强全社会对临床试验行业的了解和认同。

问：在消化道肿瘤治疗领域，一些新作用机制药物的不良反应也很常见。您作为河南省肿瘤医院I期研究中心主任，如何重点监测全新创新靶点药物的不良反应以做到心中有数，让患者的风险降到最低？

罗素霞：I期临床试验是新药人体试验的起始阶段，要科学合理的研究设计才能更好保证受试者安全性和试验科学性。我们在立题、研究设计和方案制定过程中，会重点从降低受试者安全风险、优化临床设计剂量、安全性指标的确认、剂量递增原则以及试验操作流程方面，从科学性等角度给出相关安全性建议。

临床试验实施过程中，作为研究者，必须把受试者安全保护放在第一位。在项目启动前，我们会根据试验药物临床前及同类药物的安全风险和预警信号，与申办方一起，制定风险管控计划及急救预案，受试者住院期间，每日均有研究医生及研究护士共同值班，加强受试者安全监测、及时做好应对方案。对不同类型药物，根据药物特性做好相关预案。比如抗体类大分子药物静脉或皮下给药，需关注过敏反应、注射部位反应等。

我院I期临床研究中心于2018年10月开始运行，基于I期药物试验的风险性、安全性，我院配备有专职的研究医生、研究护士、药师从事抗肿瘤药物I期临床试验，全方位做好受试者的管理。近四年已承接各类抗肿瘤药物I期试验百余项，为广大晚期肿瘤患者提供了救治机会，且有部分患者在I期临床试验过程中得到受益，但也有失败的案例。

药物I期临床试验主要观察药物的安全性、耐受性及药代动力学，因此入组的受试者往往都是对各种标准治疗都失败或无法耐受且身体各器官功能仍比较良好的患者。那么基本的条件，需要体力状况评分ECOG 0至1级，无严重的造血功能异常（不适用于血液病患者），心、肺、肝、肾功能基本正常，至少有3个月的预期寿命，才能对安全有效性资料进行随访。

而对消化道肿瘤患者来说，因消化道功能（食道、胃肠、肝脏）的损伤或缺失，常规标准治疗药物的一部分副作用，以及随着疾病的自然病程进展，营养、免疫功能等等都会逐渐衰弱，患者常常合并吞咽困难、梗阻、贫血、营养不良，甚至恶病质，这都限制了患者在标准治疗失败后继续参加I期试验的机会。

另外，消化道药物如作用于胃癌的HER2-ADC、CLaudin18.2新靶点的药物，在药物试验过程中，因靶向位点的作用，患者往往可能会出现不同程度的消化道反应如恶心呕吐等，在一定程度上也会加重患者的不耐受、影响患者继续用药及营养状况。因此，对于消化道肿瘤患者，建议，在早期肿瘤专家专业规范化诊疗外，还要重视患者消化道功能及营养状况的支持，为能够参加新药试验争取储备机会；患者本人也要避免为盲目追求参加某一试验药物而延误治疗；试验过程中，我们研究团队要严密观察用药后的任何不适，及时发现、及时反馈讨论、及时处理、及时安抚患者。

问：患者在接受随访及试验结束后有什么需要注意的地方？如果临床试验失败了，作为研究者，应如何安慰患者和其家人？

罗素霞：受试者在临床试验中也有义务配合好研究者，比如：不瞒报病史，不蒙混入组，携带好既往病历资料；按医嘱要求服药；正确、认真、如实填写相关文件；不口服违禁合并用药；服从病房管理要求，按时前来随访；保存好外院报销票据以便获取补偿赔偿。

若某项临床试验失败了，我们会及时主动去安慰患者及家属。"偶尔去治愈，常常是帮助，总是去安慰"，这在医疗过程中是贯彻始终的。作为一名医生，由于医学发展的局限性，医生们也有很多无奈，没有能力使患者痊愈甚至缓解也做不到时，我们要尽可能使患者从身体上、从心理上舒适一些。

罗素霞教授：参加临床试验是晚期肿瘤患者积极的治疗手段

187

首先，参加临床试验，试验药物及相关检查是免费的，参加试验访视也会提供一定的交通补偿，临床试验责任保险也会为受试者在发生与试验相关损害时提供保障。另外，若临床试验失败，患者并非失去了任何治疗机会了。当某项临床试验失败时，如患者身体条件允许并有继续参加试验的意愿，我们会为患者继续寻找其他的临床试验。

比如，我们I期病房的个别受试者，在各种标准治疗失败后，先后参加了3~4项Ⅰ期新药临床试验，每一次都能因新的研究而有生存获益，也得到了比普通治疗更细致的医疗照护，在这个过程中，个人也因有免费药物救治减轻经济负担而对疾病救治树立更多的信心、因能够获得一次又一次的试验药物对疾病点燃一次次的希望。如患者因身体状况不适于继续临床试验，会为患者选择支持疗法及姑息治疗。在这整个过程中，我们也与这些患者建立了亲密友好的医患关系，大家也像是合作者，共同促进临床试验的进步，在此，我们也要向所有参与临床试验的患者说声"感谢"。

同时，我也想说的是，新药临床试验总是受益与风险并存。在这个过程中，患者、家属、研究者甚至申办方均要经受及处理接踵而至的种种不良事件，面临一次次考验及抉择，经历不安、怀疑、否定、失望、难过等一系列情绪，但最终，每个角色都必须拿出责任及勇气去坚强面对，只要有一线生机，皆需全力以赴！用勇气和坚持，迎来新的希望。

问：当遇到受试者赔付的事件，应该怎么处理？

罗素霞：在临床试验中保障受试者权益的主要措施之一是知情同意书，知情同意书中一般会写明申办者承诺如果受试者遭受与临床试验相关的损害时，其会向受试者支付医药费并提供相应的经济补偿。这呼应了《药物临床试验质量管理规范》第43条之原则，申办者对于发生与试验相关的损害或死亡的受试者承担治疗的费用及相应的经济补偿。这里的"与试验相关"应理解为由于按照研究方案使用研究药物或实施的研究程序导致的。此条款也明确指出，医疗事故不在申办者应承担的责任范围，如果受试者发生的损害或死亡是医疗事故造成的，试验机构（含研究者）应承担责任。

及时处理原则是处理受试者临床试验中索赔请求的第一原则。当受试者出现不良事件时，研究者应及时对受试者采取适当的治疗或处理措施，确保受试者安全。如受试者提出赔偿申诉的，无论是研究者、试验机构还是伦理委员会等，均要及时受理，给予妥善反馈和安抚，并及时通知申办者代表。申办者在接到受试者损害赔偿诉求的通知后，应及时安排代表进行事件的处理，并提供财务和法律方面的支持，与试验机构代表、研究者、伦理委员会共同妥善处理受试者诉求。如各方达成一致意见该受试者损害确系与试验相关，申办者不得以任何理由推诿延迟赔付，包括但不限于保险公司理赔审核流程冗长等原因。

问：请您举一个印象最深刻的临床试验受试者故事和最为自豪的试验？

罗素霞：2018年11月，我接诊了一位千里迢迢从云南前来治疗恶性黑色素瘤的老人。这位老人在被确诊为恶性黑色素瘤的一年多时间里，经历了手术及传统方案的化疗，病情却持续进展，她小腿上的肿瘤破溃、渗液，经久不愈。老人每天还要消毒敷药以防感染。由于老人体格瘦小，难以耐受其他方案的化疗，全家人绝望又焦急。儿女陪伴着老人四处奔走，最终听说河南省肿瘤医院有新药临床试验可以参加，他们辗转来到我们医院参加新药临床试验。

当我问起为何要参加该项临床试验时，老人及儿女均表示："这个病目前没有更好的治疗方法，参加药物临床试验是一个获得最新疗法的机会。我们知道有风险，但如果不参加临床试验，就没有生存的希望了。我们相信医生。"幸运的是，老人的疾病正好符合入组条件。老人按照研究方案规律地服用试验药物，21天为一个周期，每2个周期，通过CT评估治疗肿瘤的效果。服药初始，老人先后出现了皮疹、发热、白细胞及血小板下降等各种不良情况，经过对症处理均平稳缓解；老人服药14天后，原本破溃渗液的肿瘤逐渐结痂，不用消毒敷药，也无须担心感染了；服药42天后，可触及的肿块明显缩小了。影像学检查结果显示，肿瘤缩小了30％以上。随着治疗的进行，不良反应减少了，肿瘤进一步缩小，老人心情也舒畅了。

但在5个周期后，肿瘤又长大了一些，老人不得不退出了试验。本以为老人的情绪会异常低落，她却一身新衣、戴着具有民族特色的耳环出现在病房，与我们告别："感谢您和大家的治疗和照护，我回去好好调养身体。如果有新的临床试验，我还要来参加。"老人坚定的语气和满怀期待的眼神让我们深受感动。虽然该新药试验没有治愈她的疾病，但却给她争取了更多的生存时间。这也是我参与的最自豪的临床试验。

最后，我想对受试者们说，作为受试者的您，为更多人战胜病魔做出了巨大的贡献，这个时候我很想对您说："感谢您参与了我们的研究"。如同神农氏和李时珍试药时一样，参加临床试验也会面临风险，但是不同的是，如今，您有研究者及多个机构和部门为您在参加研究时的全程保驾护航，会最大程度保护您的利益。

问：河南省作为我国中部地区，在发展新药临床试验过程中与北京、上海、广州等临床研究开展较早的地域来看，有什么差距？您作为河南省肿瘤医院副院长，如何带领您的机构迎头赶上中国创新药发展？

罗素霞：我院牵头临床研究数量确实是比北京、上海、广州等临床研究开展较早的地域要少一些，PI还需不断积累提升学术界地位才能牵头更多临床试验。因此，我们医院正努力从"临床型医院"向"研究型医院"转型，体现了 3 个特点：开展创新药物早期临床研究；推动肿瘤药物的临床研究与基础研究的成果转化；开展创新性IIT。

整合外部资源形成医企良好合作模式是我们的探索路径之一，2019年、2020年、2021年我院连续三年承接注册类药物临床试验数量位列全国前三。2021年启动临床试验数量357项。自2017年至今，共接受18次CFDI核查均顺利通过；速度上，立项审核时间5个工作日，伦理委员会每周1次，伦理审查与人遗办审查并联进行，缩短了项目启动时间。

问：您对于中国的临床研究和研究者未来的成长和发展有什么期望？

罗素霞：2015年以来，国务院和国家药品监管部门相继发布一系列文件和支持性政策，使得创新药械审批进一步加快。从监管、研究机构、企业三方来看，创新环境日益成熟。未来我国创新药发展，依然是机遇与挑战并存。2020版GCP更加与国际接轨，需要我们带着问题不断去学习，用速度和质量去和国际接轨。

PI作为临床试验研究者团队的总指挥及临床研究"质量"和受试者"安全""权益"的负责者，

在实施过程中起关键作用。临床研究是临床医生实现从"普通医生"到"研究者"飞跃的桥梁。

通过开展临床研究，临床医生才能更好地了解标准的诊疗方法以及最前沿的治疗手段，增加依从指南的治疗经验，从而提高诊疗规范化水平，并为医学提供创新性诊疗方法、引领医学发展。我国临床研究发展水平滞后于基础研究、药物发现等环节。目前我国的临床研究现状并不乐观，存在各种问题，包括专业化、专职化临床试验研究者团队建设滞后，研究型临床医生短缺等。

针对临床医生对临床研究热情不高、动力不足的问题。一方面需要广大医生实实在在认识到临床研究的重大意义，把从事临床研究作为医生内在的动力和使命；另一方面建议通过相关政策举措出台，医院配套实行激励机制，调动临床研究人员的积极性。近年来，国家及各级政府相关部门已经在这方面做出努力，正逐步将临床试验纳入科研绩效考评，优化了医院和医生等级职称评定和职务提升机制；通过完善医疗机构收入分配激励机制，保障了研究者的收入。只有相关配套政策和措施落实到位，研究者的切身利益才能得到保障，才能更好地调动研究者参与临床研究的积极性，不断壮大临床试验研究者队伍。

如今是临床研究的黄金时代，具有丰富临床试验经验的研究者团队是创新性药物临床试验顺利实施的关键，让我们一起为新药研发的未来添砖加瓦。

问：什么是您孜孜不倦的开展临床研究、为患者诊疗、服务和科普临床研究知识的动力？

罗素霞：我的工作经历很简单，1986年大学毕业后，我来到河南省肿瘤医院从事肿瘤内科工作一直至今，2012年，我担任医院业务副院长。2013年，我院获批国家临床药物试验机构，作为院领导，我既是分管临床试验的管理者，也是主要研究者，负责临床研究工作。那时，正值我国创新药的萌芽阶段，河南省肿瘤医院也敏锐地发现到新药临床试验这一机遇，我也为转型中的医院快乐而幸福地忙碌着，这就是发自内心的热爱吧。

"当一名好医生"这句话始终是我的座右铭，它激励着我不断学习，不断探索和不断提高，也是我孜孜不倦为肿瘤患者接受治疗、参加临床试验以及为他们科普健康知识做出贡献的动力。看着患者恢复健康，走向社会，我感到很开心，这就是作为医生的成就感所在吧！

（作者：毛冬蕾）

谢彦博士：
不断探索淋巴瘤最佳治疗手段

编者按

说起淋巴瘤新药，引起业内广泛关注的是我国第一个自主研发的新药泽布替尼在美国获批上市，由此带动这一领域的临床试验热潮。淋巴瘤已有治疗手段有哪些？未来的临床研究趋势是什么？我们特别邀请北京大学肿瘤医院淋巴肿瘤内科主任医师

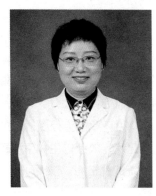

北京大学肿瘤医院淋巴肿瘤内科、主任医师谢彦博士

谢彦博士进行介绍。谢彦博士认为，全国淋巴瘤患者5年生存率仅有40%，未来仍有很大提升空间，不断探索淋巴瘤的最佳治疗手段是为患者服务的必由之路。

问：世界卫生组织对血液系统肿瘤分类为：髓系肿瘤、淋巴系肿瘤、组织细胞肿瘤和肥大细胞肿瘤。其中，淋巴瘤是起源于淋巴组织及淋巴结的恶性肿瘤。请您介绍一下淋巴瘤在临床上常用药物有哪些？

谢彦：淋巴瘤是造血系统一大类疾病，但其

实它的发病率并没有进入恶性肿瘤前十位。淋巴瘤可以分为霍奇金淋巴瘤（HL）和非霍奇金淋巴瘤（NHL），其中HL约占10%。NHL约占90%。据世界卫生组织的数据统计，2020年我国新发HL为6,829例，新发NHL为92,834例。

淋巴瘤是一种全身性疾病，多数患者会有淋巴结肿大，部分患者可能会表现为不明原因的发热、盗汗、体重下降、皮肤瘙痒和乏力等。由于症状不典型，很容易跟其他疾病混淆，很多时候会被人忽视而耽误诊断。

淋巴瘤的治疗更优选的是多学科综合治疗，包括化疗、放疗、生物免疫靶向治疗和移植等。除了传统的化放疗，文章开始提到的泽布替尼、伊布替尼、奥布替尼等小分子靶向药物、CD20单抗，PD-1抗体及最近大家讨论的较火热的CAR-T细胞治疗等都在淋巴瘤治疗中起到了重要作用。临床医生需要根据患者的病理类型、疾病分期及治疗状态（如初治、复治还是难治）等来选择合适的治疗方案。

问：2022年CSCO血液肿瘤系列指南共更新了六版，如《CSCO淋巴瘤诊疗指南2022》等。您能介绍该指南对于淋巴瘤主要治疗方案有哪些？

谢彦：《CSCO淋巴瘤诊疗指南2022》制定了NHL和HL的治疗原则，由于淋巴瘤的分型特别复杂，每一种类型推荐的治疗方案可能略有不一样的地方。我们以HL为例来看一下推荐的治疗方案。HL分为经典型（cHL）和结节性淋巴细胞为主型（NLPHL）的两大类型。对于NLPHL，具有惰性病程和偶见的晚复发特点，大多数患者为早期，不伴有B症状、纵隔或结外受侵及大肿块。初治患者的治疗原则为早期，如果无大肿块，无B症状者以放疗为主，早期、有大肿块或B症状者采用免疫化疗联合放疗的综合治疗；晚期以免疫化疗为主，部分晚期可以选择观察随诊。

而对cHL，其初治患者的治疗原则包括早期患者以化、放疗综合治疗为主，晚期患者以化疗为主。推荐的一线化疗方案主要为ABVD（阿霉素+博来霉素+长春新碱+达卡巴嗪）。而复发难治患者选择的二线化疗方案包括：DHAP（地塞米松、高剂量阿糖胞苷、顺铂）、ESHAP（依托泊苷、甲泼尼龙、高剂量阿糖胞苷、顺铂）、GVD（吉西他滨、长春瑞滨、脂质体阿霉素）、ICE（异环磷酰胺、卡铂、依托泊苷）、MINE（依托泊苷、异环磷酰胺、美司钠、米托蒽醌）等，患者治疗有效后可以考虑做自体造血干细胞移植巩固。后线治疗还包括一些新型的靶向或免疫治疗药物如维布妥昔单抗，PD1/PD-L1单抗等。

上述推荐的治疗方案，对每一位具体的患者，还要综合考虑其年龄、身体状况及对药物应答和敏感程度来选择。由于淋巴瘤病理类型复杂、亚型多，连非淋巴血液专业的临床医生都可能不完全了解，更不要说患者，且各地和各家医院治疗水平不一致。因此，我国的淋巴瘤治疗亟待规范和管理。

以前，我国没有自己的诊疗指南，都借鉴欧美指南。但毕竟国内的实际情况跟国外还是有不一样的地方。因此，随着我国科研、诊疗和临床试验水平的不断提高，为了进一步提升淋巴瘤的诊疗能力和规范化实施，保障医疗治疗和安全，制定了符合我国国情的指南并不断进行修订和更新。

问：目前临床已有的治疗手段足够丰富么？患者为什么还要参加临床试验，有什么获益和风险？

谢彦：近十年来，我国药物临床试验已越来越规范，2015年以后，临床试验尤其是肿瘤药试验所取得的进步有目共睹，这在每年国家药监局药品审评中心出台的《中国新药注册临床试验进展年度报告》都能体现，患者对临床试验的认知也越来越高。

每年在我国开展的淋巴瘤药物相关临床试验有四十几项。虽然我们有许多治疗手段，但为什么还要开展临床试验？就拿弥漫大B细胞淋巴瘤举例，我们的患者5年生存期约为60%，这意味着还有约40%的患者没有被治好，我们仍然需要努力。如果医学研究、临床试验能促使一代一代新的治疗手段不断被开发出来，把生存期、治愈率从60%

提高到80%甚至更高，那真是让人欣慰和庆幸的事。所以，科学家需要不断在基础研究中探寻新靶点，为验证其安全有效性，这就需要开展临床试验。临床试验的目的就是发现/证明比已有治疗药物更好的、新的治疗手段，从而开展的确定药物的疗效与安全性的系统性试验。

药物临床试验也分全新药物试验、改良型新药试验、国外已上市再到国内开展人种差异的注册临床试验。有申办方发起的也有研究者发起的临床试验。而就研发流程而言，如经过动物实验再到临床试验，以及试验分期、流程、试验目的。我想，很多经常看临床研究促进公益基金微信公众号的朋友应早有耳闻。

我特别希望让患者了解的是，临床试验一定是风险和获益并存。一种新药，在动物体内有效果并不一定在人体上也有效。作为研究者，我们同申办方、审评机构、伦理委员会会密切留意受试者的安全，在此基础上，一步一步探索不同阶段的患者对药物耐受、疗效和安全性。

另外，在全新分子（1类新药）首次人体试验的探索过程中，由于没有已有数据借鉴，所以，做临床试验时需特别小心和谨慎，整个流程都是在严密监控下进行的，患者也会得到比普通诊疗更多的照顾。

综上，临床试验经过历代研究者和患者的不懈努力，已取得长足进步。我衷心希望，患者能正确看待，积极参与。参加临床试验不但可能用到更新更好的药，实事求是地讲，也可以减轻患者的一部分经济负担，更重要的是对促进医学和科学事业的发展有更大的价值。

问：您提到临床试验是为了促使一个比已有药物更好的新药诞生。CDE去年发布《以临床价值为导向的抗肿瘤药物临床研发指导原则》同样强调创新药要比已有药物更具有临床价值。请您介绍一下淋巴瘤新药临床试验在对照药选择时的考虑。

谢彦：《以临床价值为导向的抗肿瘤药物临床研发指导原则》明确最大程度保护患者获得最优治疗。如果临床上已有标准或最佳治疗手段，那么，新药开展临床试验，必须要与标准治疗手段作对比，证明其疗效更优；或安全性更好；或给药更方便；给药频率更少；药效持续时间更长等。总之，这个新药总有与众不同的临床优势，至少不会比该最佳药物效果更差（非劣效），才会通过CDE审评，促使企业研发人员不断进步，研发出真正的好药。如果临床上实在没有最佳标准治疗，也有使用安慰剂对照的，但通常使用的是安慰剂+已有治疗手段。

问：在血液肿瘤中，淋巴瘤是老龄化社会的高发疾病。根据CDE发布的《中国新药注册临床试验现状年度报告（2020年）》，针对老年人的临床试验数量较少。您认为，如果是针对老年淋巴瘤受试者，在参加临床试验时需要注意什么？

谢彦：在我们的临床试验方案里通常会对年龄有要求，现在多数的方案都不设年龄上限。但是较早期的临床试验由于不确定因素较多，而老年人多伴有各种合并症，身体状态可能不那么好，不太容易符合我们所有的入排选标准，有时候会受到一些限制，以保证患者的安全及试验的顺利进行。如果老年患者身体情况较好，符合临床试验入排标准，也是可以参加到新药临床试验里的。近年来，药品审批速度加快，一些肿瘤创新药通过单臂试验上市，CDE同样要求申办方在上市后进行真实世界研究，鼓励在老年患者中开展临床试验，获得不同年龄段的人群数据。我们在入组和签署知情同意书时，需要对老人家给予更多耐心和关心，密切留意老年人群在临床试验过程中的用药情况。

问：2021年我国批准了两个治疗复发难治B细胞淋巴瘤的CAR-T产品，2022年南京传奇制药和强生制药的CAR-T疗法西达基奥仑赛（cilta-cel）获得美国FDA获批上市。您如何看待CAR-T产品未来的治疗前景？

谢彦：小分子靶向药物如BTK抑制剂治疗淋巴

谢彦博士：不断探索淋巴瘤最佳治疗手段

瘤已占据一定席位，抗体药如CD20单抗对于淋巴瘤治疗取得了较好的临床数据，而CAR-T治疗在复发难治的B细胞淋巴瘤/白血病患者中也交出了非常不错的答卷。世界上第一例成功的CAR-T治疗白血病的案例发生在2012年，美国一位患有淋巴细胞白血病的小姑娘艾米丽，经过多次化疗无效后，参加了全球第一个CAR-T试验，在CAR-T细胞回输1个月后获得了完全缓解，如今艾米丽仍非常健康快乐地活着。从此，CAR-T疗法在全球发展得如火如荼。美国开展的CAR-T临床试验已超过100多项，我国也有近百家做CAR-T的企业，在世界上处在CAR-T领域第二位。

　　CAR-T疗法完全不同于传统疗法，其基本原理是经过基因改造，把患者自身的免疫细胞——T淋巴细胞提出来，然后经过改造、加工、培养达到治疗要求的T细胞，再回输到患者体内对肿瘤细胞进行攻击和清除。改造后的T淋巴细胞能特异性识别肿瘤细胞，激活自身免疫系统，有效杀伤肿瘤细胞。CAR-T对难治、复发的白血病、淋巴瘤、多发性骨髓瘤来说，疗效非常好。但它不是终极手段，人类追求科学的进步永不止步。研发人员不断在优化研发生产，如CAR-NK（NK细胞，是除T细胞B细胞之外的第三大类淋巴细胞，来源于骨髓淋巴样干细胞）等研究也进入许多生物技术公司的视野，并逐步开展临床试验。随着通用型CAR-T及各类别的细胞治疗药物的研发和生产逐渐规模化、稳定化，以及药物可支付，患者会获得最大受益。

问：您能举一个印象最深刻的临床试验受试者的故事吗？为什么难忘？

谢彦：有一位患者，是我的同行，他是一名外科大夫，很不幸他患上了套细胞淋巴瘤。当时我们正好有一个新药临床试验，他二话不说参加了临床试验。在试验过程中，由于他的医学专业背景和多年从医经验，他十分了解每一步的治疗检查目的，积极与研究者讨论，理解和配合CRC工作，他是一位我遇到的依从性最棒的患者。如今，试验已开展了10年，他依旧在这个项目里，一次一次完成治疗和随访。该试验药物也给他带来巨大获益。他已完全像普通人一样工作生活，一边自己治病，一边为别人看病，非常了不起。

问：这是患者积极参与临床试验全过程，并给专业人士提供建议的以患者为中心的典型案例。您是国内年轻的学者，您认为年轻PI或sub-I应如何提升自己的能力？

谢彦：我的工作经历平淡无奇，我在北京大学医学部读了10年，获肿瘤学博士学位，毕业后一直在北京肿瘤医院淋巴肿瘤内科工作，工作在临床一线，幸运的是比较早就参与到了临床试验的管理中。我们科开展淋巴瘤新药临床试验的经验还是比较丰富的，国内许多淋巴瘤临床试验都在我院开展。得益于这样的氛围，我积极参与每一项试验，认真学习每一个环节。年轻的Sub-I要有科研精神和自己的理想，同时不要怕吃苦，只要踏踏实实做好一个一个的项目，相信一定会有更大的舞台。

问：在血液淋巴瘤新药临床研究领域，您认为现在我国在国际上处于什么地位？

谢彦：我们通常喜欢用领跑、并跑和跟跑来形容处于什么地位。我认为在血液淋巴瘤领域，国内一些顶尖级临床研究中心，从试验设计、临床研究操作上已处在并跑地位了。我们仍然以泽布替尼为例。泽布替尼是百济神州自主研发的新药。我院作为牵头单位，在国内多家中心的共同努力下，完成临床试验后，零缺陷通过了美国FDA的核查。最终，2019年11月15日，美国FDA依据我国及海外的联合数据批准了泽布替尼上市，充分说明我国的临床试验能获得权威监管机构的认可，国家药监局后来也批准了泽布替尼用于治疗各种血液肿瘤的适应症。希望未来我国的研究者能承担更多创新药临

床试验，不但为我国患者提供新药，也为全世界的
患者提供新药好药。

问：什么是您孜孜不倦为肿瘤患者接受治疗、参加
临床试验及为他们科普健康知识作出贡献的动力？

谢彦：当初选择当一名医生就是为了治病救
人。我多年的感悟是，临床试验对于肿瘤患者而言
或许是最后一线希望。只要患者还有一丝机会，医
务人员就要全力以赴。新药研发是一项漫长、系统
的工程，无论是受试者还是研究者，需要不断学习
新知识，携手合作。衷心感谢所有试验受试者及
家属、审评人员、研究中心、研究者和申办方的
参与。

（作者：毛冬蕾）

温灏博士：

PRO是妇科肿瘤以患者为中心临床研究的重要部分

编者按

随着国家药监局药品审评中心（CDE）系列"以患者为中心"指南的推进，这一理念在临床研究者中得到进一步重视。那么，到底什么才是真心为患者好？我们邀请了复旦大学附属肿瘤医院妇瘤科副主任医师温灏博士，请他谈谈妇科肿瘤研究者在开展新药临床研究时围

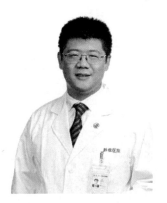

复旦大学附属肿瘤医院妇瘤科副主任医师、中国抗癌协会妇科肿瘤专业委员会秘书长温灏博士

绕患者获益的思考。温灏博士认为，患者加入临床试验就像参加了一场与疾病赛跑的战斗，而研究者是患者紧密的战友，需要保障最安全和优质的试验陪伴他们跑完终点。其观点真挚诚恳，感人肺腑。

问：温教授您好！常见的妇科肿瘤类型包括卵巢癌、子宫内膜癌、宫颈癌等。请您谈谈目前妇科肿瘤治疗的常见手段和进展有哪些？

温灏：妇科肿瘤的初始治疗仍依靠传统的治疗手段，如手术、放疗和化疗，因为，作为局部治疗，手术和放疗具有根治性治疗的作用。我们就以宫颈癌为例吧，在世界范围内，该疾病是仅次于乳腺癌的第二大女性恶性肿瘤。宫颈癌每年约有60万名确诊病例，约40%～50%的患者确诊时已处于局部晚期。大多数早期患者如能手术，术后不用放疗也可治愈。对于晚期宫颈癌患者而言，根治性放疗配合同期"小化疗"，也能达到治愈效果。因此，传统手术和放疗在宫颈癌的治疗中长期占据主导地位。

不过，随着新药更新换代、给药的方法及途径逐渐改良，药物治疗逐步成为宫颈癌治疗一种重要手段。尤其是免疫治疗药物、细胞疗法、小分子靶向药物和一些疫苗显示出了潜在的治疗效果。未来更多的治疗药物有望走向市场，为妇科肿瘤患者带来更多的治疗选择。

总体来看，靶向治疗和免疫治疗在妇科肿瘤中正逐渐从后线往前线探索。仍以宫颈癌为例，抗血管生成贝伐珠单抗靶向治疗已改善了复发转移宫颈癌患者的生存质量，而其他新分子靶向药物及免疫检查点抑制剂的应用也在积极探索中。

宫颈癌的靶向及免疫治疗药物研究较多的靶点

包括表皮生长因子受体（EGFR）、血管内皮生长因子（VEGF）、mTOR、致癌蛋白E6/E7以及免疫检查点PD-1、CTLA-4等。PD-1/PD-L1抗体在治疗宫颈癌中初见成效，帕博丽珠单抗的获批打开了宫颈癌免疫治疗的大门。免疫检查点抑制剂单独使用或与化疗、靶向药联合使用治疗宫颈癌的多项临床研究正在进行中。此外，宫颈癌预防性疫苗的上市也有效预防了宫颈癌发病。

不过，我想举一项最近的临床研究说明靶向免疫治疗的发展道路仍然漫长。今年4月，一项包括在美国及欧洲、拉丁美洲、非洲和亚洲在内的15个国家120个临床研究中心进行的全球CALLA Ⅲ期临床试验PD-L1单抗Imfinzi（度伐利尤单抗）联合放化疗（CRT）治疗局部晚期宫颈癌的Ⅲ期临床试验研究，未达到改善无进展生存期（PFS）的主要终点。这一研究提示我们，对一线治疗，宫颈癌治疗仍以放疗同步顺铂（DDP）为基础的联合化疗或单用DDP化疗为主。

我们再来看卵巢癌的新疗法，以PARP抑制剂为例，这一类药物近年来在临床上取得了较好的结果。一些本土企业的产品在改善患者PFS、OS方面有了质的飞跃。主要用于一线治疗后的维持治疗，二线铂敏感复发化疗后的维持治疗，及患者在后期后线的单药挽救治疗。近来，靶向治疗有不少可喜的OS、PFS数据，患者获益不断增大。例如，SOLO1、PAOLO-1等试验能大幅提高患者生存率，相信让大家印象深刻。

除了获益，我仍想举一个卵巢癌新药临床研究不那么成功的例子。

今年9月，奥拉帕利的研发企业主动向美国FDA申请撤销三线及以上复发BRCA突变患者末线治疗卵巢癌的适应症（既往BRCA突变患者二线治疗后复发的单药挽救治疗适应症得以保留）。因为在SOLO3研究中发现，三线及以上复发的患者中，奥拉帕利单药治疗相比化疗会带来OS的损害。这说明，美国FDA非常看重受试者的安全。我国也不例外，CDE出台的《以临床为价值导向的抗肿瘤药临床研发指南》中在对照药的选择上，强调要用已有的标准治疗药物和最佳治疗药物，这也是出于保护受试者权益的原因。

问：您刚刚提到CDE出台的《以临床价值为导向的抗肿瘤药物临床研发指导原则》，结合最近"以患者为中心"系列指南，这些指南中您最想分享的一点是什么？

温灏：这些指南提纲挈领，十分详尽，对临床研究从业者有很强的指导意义。对临床工作者，"以患者为中心"贯穿在其日常工作中。借此机会，我想从收集设计和整理研究量表、汇总患者声音这一点谈谈。

研究者要极其重视患者的各种评估量表。2021年1月，CDE发布《患者报告结局在药物临床研发中应用的指导原则（试行）》的通告，鼓励科学合理的运用患者报告结局（Patient-Reported Outcome，PRO）是临床结局的重要形式之一，是患者为中心的药物研发的重要组成部分。

未来，新药研发层出不穷，在疗效大致一样时，PRO对于审评而言的重要性与日俱增，特别是以PFS作为临床终点的药物。如果有很好的PRO作为支持性证据的次要终点指标，将助力于CDE的评价决策。在量表设计上，我们要运用国际通用量表，让全球监管机构认可，尽快与国际接轨，但同时各学科也要积极探索设计适合我国医生患者的量表。

问：在您参与的临床研究中，有哪些让您印象深刻的受试者故事？

温灏：绝大多数患者都会从药物临床试验中获益。不过，我想讲几个让我感到非常遗憾的受试者故事。多年前，一位卵巢癌女性患者在手术、化疗后病情明显好转，我们建议她参加PARP抑制剂奥拉帕利在我国开展的临床研究。该药正开展用于一线治疗晚期上皮性卵巢癌、输卵管或原发性腹膜癌成人患者的临床试验（SOLO-1）。该患者参加试验组后出现恶心、呕吐的不良反应，提出想退出试验，我当时鼓励她说，过1~3个月就好了，但她不愿意坚持，最终退出了试验。

虽然患者可无任何理由随时退出临床试验，研究者不能诱导他们，但我很后悔没有坚持让她参加完，因为，她退出后不到一年病情就恶化了，而其他患者都从该新药中获益了。

这一案例让我思考良久，到底什么才是真心为患者好？这个度应如何把握？从医生和患者的角度，相互之间的信任更重要。临床试验不好比门诊看病，可随意挑选就诊医生。患者一旦加入临床试验，就像参加了一场与疾病赛跑的战斗，研究者是紧密的战友。我们希望能用最好的试验方案和服务陪伴他们跑到终点。

还有一位受试者原本要参加一个即将上市的国外新药，在我院开展的是桥接研究。不过，其家人很执拗，拦着不让参加，我同样觉得很惋惜。希望我们的宣传工作还能做得更细，让更多患者和其家人真正了解临床试验，避免这些遗憾的事发生。

问：近年来，我国原研肿瘤药物研发的好消息不断。您认为，我国研究者和临床试验在国际上处于什么地位？

温灏：在卵巢癌领域和子宫内膜癌领域，我国属于跟跑；宫颈癌药物研究发展稍快一些，一些国产双抗、双免疫治疗药物在国际上取得了一定成绩。要想我国的药物研究在国际上有影响力，研究者是巧妇难为无米之炊，企业的研发能力是首位。

只有企业研发出原创新药并在全球开展多中心试验，被主流监管机构认可才能领跑。但这一过程又需要申办方和研究者通力合作。

具体做法包括：

第一，要针对亚洲人或我国人种的特点差异化开展临床研究。例如，国内江苏一家申办方选择了一个抗血管小分子药物加免疫治疗用于治疗宫颈癌，这种组合在其他癌症治疗中非常常见，但国外的研究中对宫颈癌似乎忽视了。江苏的申办方及时发现了这一点，即开展相应研究，该研究代表了我国人群数据，具有创新性，在国际上属于领跑地位。

第二，要充分重视上市后研究、真实世界研究，开展新适应症研究，获得扎实的药物警戒信息，在这些领域，有可能在国际上取得有影响力的地位。

第三，我国研究者要积极发起和参与IIT，就像参加兴趣小组一样，锻炼开展研究设计和组织的能力。IIT可作为注册研究的有益补充，产生具有我国临床实践的创新性数据，与欧美国家和地区从业者交流。

（作者：毛冬蕾）

周伟敏博士：
期盼国产泌尿科肿瘤药出类拔萃

编者按

泌尿肿瘤主要有肾癌、膀胱癌、前列腺癌等。以肾癌为例，根据国家癌症中心发布的数据，目前我国肾癌发病率男性为6/10万，女性为3.84/10万，90%为恶性。

我们邀请了江西省肿瘤医院泌尿外科主治医师周伟敏博士为大家科普肾癌、膀胱癌新药临床

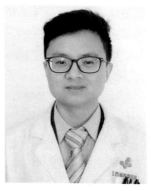

江西省肿瘤医院泌尿外科主治医师周伟敏博士

试验知识。访谈中，他特别提到期待国产新药能早日研发成功并纳入医保，让那些贫困的患者能用得起药。

问：周博士，您好！目前，对于低危、中危、高危转移性或不可切除的透明细胞型肾细胞癌的主要治疗手段有哪些？临床中根据什么原则使用不同药物？

周伟敏：肾癌与其他恶性肿瘤相比，可用的药物较多，是靶向治疗和免疫治疗较成功的一种典型癌症。临床上，不是某一种药物就能覆盖所有肾

癌，而应该分层而治。透明细胞型肾癌分为低危、中危、高危三类。不同危险因素，其治疗策略并不一致。针对低危晚期肾透明细胞癌的一线治疗，靶向治疗首选舒尼替尼，以及索拉菲尼、培唑帕尼作为最优推荐。此外，临床上还推荐靶向治疗联合免疫治疗，包括阿昔替尼+帕博利珠单抗，仑伐替尼+帕博丽珠单抗或双免疗法，纳武利尤单抗+伊匹木单抗免疫组合疗法（具体分层治疗策略见下表）。

转移性或不可切除性透明细胞型肾细胞癌的
一线治疗策略（低危）[a]

Ⅰ级推荐	Ⅱ级推荐	Ⅲ级推荐
舒尼替尼（1A类）	密切监测（2B类）[b]	帕博利珠单抗（2B类）[c]
培唑帕尼（1A类）	阿昔替尼（2A类）	Avelumab+阿昔替尼（2A类）[c,d]
索拉菲尼（2A类）	卡博替尼（2B类）[c]	贝伐珠单抗+IFNα-2b（1A类）[c]
	帕博利珠单抗+阿昔替尼（1A类）[c]	IFN-α（2A类）
		大剂量IL-2（2A类）

a：主要基于国际转移性肾癌数据库联盟（IMDC）危险分层。
b：根据药物可及性以及医保目录调整进行推荐，结合我国国情。
c：免疫治疗在低危人群中优势不显著。
d：根据患者具体病情轻重，免疫治疗的推荐权重增加。

图片来源：百度医学

　　上述这些药物对中危、低危患者疗效较好。但除了靶向药阿昔替尼，其他药物目前都不在医保报销范围里，且比较昂贵，因此，这些药物可及性较差。

对于高危患者，临床指南把免疫联合疗法提到最高级别，如阿昔替尼+帕博利珠单抗，仑伐替尼+帕博利珠单抗或采取双免疗法。此外，还有舒尼替尼和培唑帕尼，它们被用作一线推荐，基本以免疫治疗联合疗法为主。在一线治疗中，如果患者使用舒尼替尼、培唑帕尼或罗拉非尼用药病情进展之后，二线可使用阿昔替尼，或者阿昔替尼联合免疫治疗。

作为临床大夫，我们一般会严格遵循国内外临床诊疗指南，按照一线、二线、三线到末线用药，因为如果不遵循临床诊疗指南，有时患者会存在潜在纠纷，风险较大。但在很多情况下，需要基于临床大夫的实际判断。如果临床实践总是等待指南按部就班的指导用药，患者是等不起的。

临床大夫充分向中危或高危患者告知后，会进行较前沿的治疗。这时，我们一开始使用靶向联合免疫，例如阿昔替尼联合国产免疫治疗药物，目前临床上观察到了很好的疗效，而不一定等到后线再使用。

问：随着2005年第一款激酶抑制剂索拉非尼被美国FDA 批准用于肾癌化疗，靶向药在肾癌领域的治疗便开创了新局面。但比起其他肿瘤，靶向药物在肾癌领域的研究并不多，原因是什么？如何更好开发这一领域的药物？

周伟敏：肾透明细胞癌领域的靶向和免疫靶

向的联合值得关注。其亚型及少见类型如肾集合管癌、肾髓样癌并无特别好的治疗手段，因此需要开展更多亚型肾癌的临床试验，如免疫结合靶向药，或化疗联合免疫。对非透明肾癌，治疗药也相对较少，这一领域仍有待突破。原因在于肾癌没有特殊靶点，不像膀胱癌等，可针对FGFR、HER2、TKI等开发多靶点药物，同时也因为患者较少，而肾癌新药的开发难度较大，鲜有厂家愿意进军。但实际上，从全球和全国发病率来看，这些亚型患者数量并不少。

　　未来，肾癌领域的基础科研需要进一步加强，需要科学家发现更多靶点及其作用机制之后，再由临床专家推到临床试验阶段。

问：在肾癌治疗领域，越来越多免疫检查点抑制剂被开发出来，如CTLA-4和PD-1抗体，纳武利尤单抗是首个也是唯一被美国FDA批准用于肾癌化疗方案的免疫检查点抑制剂。您认为免疫检查点抑制剂未来在治疗肾癌能发挥哪些作用？

　　周伟敏：是的，说到免疫检查治疗，临床上有纳武利尤单抗用于晚期肾癌二线治疗。如果作为一线治疗，一般要联合其他靶向药或联合免疫治疗。比起跨国公司的品种，我较为看好国产药物。因为，进口免疫治疗靶向药物费用高昂，大多数患者承受不了。我希望国产药能早日问世，这对老百姓用药非常有意义。

我院科室正在承接正大天晴公司的PD-L1单抗TQB2450联合安罗替尼开展Ⅲ期临床试验。国内本土免疫治疗药物也非常丰富，包括卡瑞利珠单抗、替雷利珠单抗、信迪利单抗、特瑞普利单抗等多个免疫治疗药物。其价格较低，但品质是否过硬，能否在临床上使用，还要看试验结果。

问：膀胱癌是泌尿系统较为常见的癌种，分表浅（占80%）和浸润（占20%）两大类，对于这两种膀胱癌，主要有哪些临床研究？

周伟敏：表浅膀胱癌是较早期肿瘤，其最佳治疗手段是手术。手术后，根据患者病理情况进行用药推荐，通过尿道插导尿管开展膀胱腔内化疗或免疫治疗，延缓肿瘤进展。如果病理恶性程度较高、高危，就推荐其使用卡介苗实施膀胱灌注给药，需要把药物注射到患者膀胱腔里，进行腔内用药，给药方式很不同。

对于中低危患者，我们推荐使用表柔比星或膀胱灌注，这些药物能尽可能杀死膀胱浅表的残余肿瘤细胞。我们也有一些针对表浅膀胱癌的口服药临床试验正在开展。通过口服硝羟喹啉对比表柔比星，再观察肿瘤复发概率和不良反应。由于该药是口服药，属于新剂型，比做插入导尿管的膀胱灌注更安全，患者痛苦更小，能提高膀胱癌患者的便利性。

靶向和免疫治疗在膀胱癌中有较好的治疗前景。膀胱癌有一些靶点，如HER2靶向药针对晚期膀胱癌等，一些国产ADC药物也在研发中。我们期待更多研究，对膀胱癌有精准打击。

此外还有酪氨酸激酶抑制剂厄达替尼，这是一种FGFR激酶抑制剂，可结合并抑制膀胱癌患者高表达FGFR的酶活性，适用于治疗患有局部晚期或转移性尿路上皮癌的成年患者。一项中期试验显示，厄达替尼在患有各种FGFR突变的实体瘤患者中具有良好的疗效和安全性。

目前临床上用得最多的新药是免疫检查点抑制剂，例如替雷利珠单抗，其治疗膀胱癌效果较好。通常，这种免疫治疗联合临床上的经典方案吉西他宾+顺铂可有效治疗晚期膀胱癌。

对于中期或局部晚期膀胱癌，如果需要手术，考虑肿瘤面积较大，可使用联合疗法进行新辅助治疗。用药后，肿瘤可缩小并降低肿瘤分期，有些患者用药后再施手术，可达到病理完全缓解，其组织中已找不到有活性的癌细胞，因此，免疫治疗在膀胱癌发挥非常重要的作用，大多数免疫治疗已经不是单用药物。不管是肾癌还是膀胱癌，免疫和靶向（或化疗）联合是主要手段。

问：您刚刚提及联合治疗在泌尿肿瘤领域的运用越来越多，开展联合疗法时，申请人和研究者在设计时应该注意什么？

周伟敏：联合治疗已产生显著的治疗效果。针对肾癌，阿昔替尼联合国产化免疫治疗药物，在临床上经常使用，甚至是超适应症使用。用药之后，肿瘤缓解病例不在少数，但因为没有写进指南，仅仅是超适应症用药。针对这些组合方案，希望更多试验药物早点助力国产的免疫治疗药物开发，并写入临床诊疗指南，惠及老百姓。在设计时，我们要从药物机制上考虑是否支持联合治疗。应多从基础文献或国外临床报道中得到证据，对组合药物的不良反应会不会放大，作为研究者需要关注。

问：在选择对照药的时候，CDE 2021年底出台的《以临床价值为导向的抗肿瘤药物临床研发指导原则》中特别强调要选择已有标准治疗药物给患者，对于此，在肾癌领域您有什么建议？

答：这个指导原则最终体现的还是以患者为中心，把受试者的最大利益放到第一位，体现了人文关怀。对照药一定是临床标准用药。而阳性试验药物有可能给患者带来更好的疗效、安全性和用药便捷性。举个例子，最近我院开展了一项肾癌临床试验，正大天晴的TQB2450免疫治疗药物，联合安罗替尼的Ⅲ期临床试验，其对照组的设置是肾癌一线用药舒尼替尼。对照药是非常成熟的药物，不良反应比较明确。因此，这个试验设计在对照药的选择上较好，研究者也能接受。

以患者为中心，以临床为指引，希望鼓励研发人员开发新靶点药物，避免扎堆开发同质化药物。

问：近年来，我国原研肿瘤药物好消息不断。对于泌尿系统新药研发，我国研究者和临床试验在国际上处于什么地位？

答：对泌尿系统肿瘤药物研发，国产药物的发展非常迅速，如靶向药维迪昔妥单抗，免疫治疗药替雷利珠单抗，但想要获得国际认可，还有很长的路要走。

未来希望我们的药企和基础科研人员能加大探索力度，除了经典靶点之外（如PD-1/PD-L1），其他新靶点的治疗前景需要科研人员与临床研究者共同探索。并在国际上形成专利，发出更强音。此外，我始终非常关注药物的可获得性，希望国产新药能尽早研发出来，更大程度解决老百姓的用药问题。

问：在您参与的临床研究中，有什么深刻的受试者故事？

答：对参与临床试验的肿瘤患者，如果用心关注，花点儿时间与患者或家属谈一谈，每一位患者都经历着身体、心理和经济上的巨大压力。

5年前，我们开展了一项硝羟喹啉的Ⅲ期临床试验，受试者是中高危的表浅型膀胱癌患者。印象中，她是一个50岁左右的农村女性，除了病情严重，家庭经济也比较困难。该名受试者反复出现血尿之后，发现是危险程度较高的膀胱原位癌。我们给患者实施了肿瘤切除手术。

大家都知道，如果肿瘤发现早，通过手术大部分人可以治愈。为了让她的病情更加稳定，我们推荐她参加这项硝羟喹啉临床试验，有规律复查，费用基本全部覆盖。这位患者入组临床试验后再次出现复发，我们第一时间通过检查发现，为她实施了膀胱根治性切除术。

切除膀胱后，患者没有储尿器官，我们给她利用小肠再造了一个新膀胱，这是极高难度的手术，术后患者可正常排尿。试想，如果她不参加临床试验，可能会回到老家，也可能会因经济困难不会再来大医院复查，从而不能及时发现复发。而她参加临床试验后不但免除检查费用，接受最新治疗，还能得到医护人员最深切的照顾。

另一个印象很深的病例患者是一名小学老师，他身患罕见晚期肾集合管癌，在以往这种疾病几乎是绝症，无有效的治疗方案。经过我们大量查阅文献，多学科讨论，最终推荐使用靶向联合免疫的创新治疗方式，用药后患者病情完全得到缓解，也作为全球首例进行报道。对于复杂的泌尿系统肿瘤的治疗，多学科诊疗模式（MDT）是经过实践证明的最佳治疗方案。在慎重考虑和反复推敲之后，我院专家团队创造性地给予了联合治疗，即靶向治疗加免疫治疗。最终创造了奇迹。因此，我们的研究者和临床医生不断在开创突破性的疗法。（需更多了解，请参考：https://m.haodf.com/neirong/wenzhang/9388788860.html）

（作者：毛冬蕾）

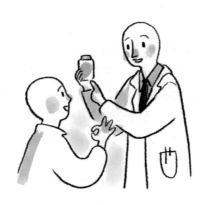

乔友林教授:
HPV疫苗临床研究为女性患者带来福音

编者按

肿瘤疫苗是近年研究的热点之一,人乳头瘤病毒(HPV)疫苗作为预防性肿瘤疫苗,为女性患者带来了福音。曾经参与过默沙东、GSK和国产HPV疫苗临床试验的主要研究者,中国医学科学院/北京协和医学院乔友林教授,在HPV疫苗临床试验领域有着丰富的经验。

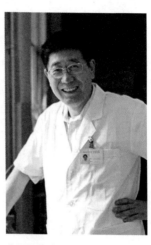

中国医学科学院/北京协和医学院
乔友林教授

与药物或其他疫苗临床试验相比,HPV疫苗临床试验有哪些特点?笔者就此专访了乔友林教授。他说,HPV疫苗的首要目的是预防HPV引起的癌与癌前病变的发生,终点评价指标不是感染,而是癌前病变。

问：乔教授您好，请您科普一下宫颈癌和HPV是什么？

乔友林：宫颈癌是发生在子宫颈部位的恶性肿瘤，是女性生殖道最常见的妇科恶性肿瘤。人乳头瘤病毒（HPV）是该病发生的最主要危险因素，是子宫颈常见的恶性肿瘤。

20世纪70年代，德国科学家哈拉尔德·楚尔·豪森（Harald zur Hausen）发现了宫颈癌的病因——HPV。99%的子宫颈癌病例都与HPV感染相关。宫颈癌是严重威胁女性健康的常见恶性肿瘤。据世界卫生组织估计，我国每年新发病例为11万，死亡病例6万。因此，在开展宫颈癌筛查的同时，宫颈癌疫苗接种将显著降低宫颈癌及其癌前病变的发病率，从而降低疾病负担。

问：什么是HPV疫苗？HPV疫苗用于预防什么肿瘤？

乔友林：HPV疫苗用于预防宫颈癌、肛门癌等肿瘤疾病。HPV疫苗在临床应用广泛，主要分为二价、四价和九价HPV疫苗，其预防概率存在一定差异。人乳头瘤病毒疫苗之所以具有预防宫颈癌、肛门癌等疾病的效果，主要通过注射疫苗让机体产生相应的免疫功能，在真正病毒入侵后能被免疫物质清理掉。

问：HPV不是治疗性疫苗，它与药物临床试验最大不同是什么？

乔友林：HPV疫苗临床试验是预防性临床试验，与药物临床试验和其他治疗性疫苗试验最大不同在于，这是一个长期"抗战"过程，大约需要5年随访观察期。这期间，面对大量受试者的流动，研究者需要做大量有针对性工作。HPV疫苗临床试验是为了观察注射疫苗和不注射疫苗受试者宫颈癌的发生率，从而计算出疫苗的保护率。HPV疫苗和普通药物临床试验不一样，后者用不用药，用药后病情是否减轻或加重，效果很快能显现。此外，普通的疫苗临床试验一般在疾控中心开展，受试者接种完疫苗之后，观察是否有抗体产生和感染，需要一年左右时间。HPV疫苗注射后需要大量临床医务人员参加发病观察期，因此需要在医疗机构进行，而且一年时间远远不够。

问：在开展HPV疫苗临床试验中，最具挑战的工作是什么？

乔友林：HPV疫苗受试者的随访是一项颇为艰难的工作。一是需要巨大的样本量，至少通常需要3000～5000甚至上万名受试者参与；二是漫长的随访周期，至少要4～5年才能看到试验结果。临床试验周期长，要保证受试者不脱落太多，对临床试验从业队伍的考验非常大。幸运的是，HPV疫苗一般在妇幼保健院开展临床试验，不论是招募还是中途随访，受试者们都非常配合。

问：HPV疫苗临床试验终点指标的设计需要注意什么？

乔友林：HPV疫苗是基因工程疫苗，且剂量很小，对人体副作用非常微弱，注射到人体内只会引起局部刺激反应。HPV疫苗接种目的在于让接种者不感染进而不生病，它不是治疗性疫苗，而是预防性疫苗。HPV疫苗的首要目的是预防HPV引起的癌与癌前病变的发生，因此终点评价指标不是感染，而是癌前病变，这是一个需要被重视和意识到的关键点。

与其他感染相比，HPV感染最大不同在于，其他感染可能会有发烧、全身不适、恶心等症状，而HPV感染是局部隐匿性感染，单纯感染HPV的患者可能没有任何症状。而国际上认同的HPV疫苗临床终点指标是癌前病变，这就给HPV疫苗的终点指标判断带来很大难度。出于伦理学角度考虑，注射疫苗后，不能人为方式去增加感染概率。只能是自然观察受试者人群。病毒在人体内从感染到持续感染，再到癌前病变1级、2级，这是极为漫长的病变过程。

我们将2级以上病变作为终点指标，一般4~5

年后才能看到试验结果。疫苗临床试验就好比是观察自然感染的种子生长，需要在自然状态下耐心观察感染-持续感染-癌前病变过程。目前世界卫生组织和一些国家的药物审批机构已经将终点指标改为持续感染，以便加快新疫苗的上市。

问：在整个HPV疫苗临床研究中，您最关注的是什么？

乔友林：我最关注的是受试者权益的保障，受试者群体要特别保护，不能误导，要让她们在充分知情的情况下参加试验。由于临床试验分为试验组和对照组，试验组注射HPV疫苗，对照组注射与HPV无关的其他疫苗，在试验结束产品上市后，对照组可以补打HPV疫苗，定期接受宫颈癌筛查，以保证参与者的权益。

问：目前，我国宫颈癌疫苗临床研究进程和国际还存在哪些差距？

乔友林：随着HPV 二价、四价、九价疫苗的接连上市，我国疫苗研发已逐步追赶上世界的脚步。我国HPV临床试验的受试者入组很快，这要得益于我国良好的妇幼保健系统，给受试者招募、随访带来很大便捷。

对于2020年出台的《中华人民共和国疫苗管理法》，疫苗临床试验申办者应当和申办方一起共同参与试验方案设计，共同建立临床试验安全监测与评价制度，对于试验的开展同等重要。经过多年的临床实践和培训，我国研究者对GCP（药物临床试验质量管理规范）的理解已经非常到位，能从我国患者和临床医学角度给申办方在临试验设计上一些建议。

问：您从业多年宫颈癌诊疗和疫苗临床研究的工作动力何在？

答：宫颈癌已成为目前恶性肿瘤中唯一可以预防的癌症。希望我国的女性尽快共享子宫颈癌疫苗这一人类科学进步的成果。子宫颈癌也将由此可能成为人类通过注射疫苗、筛查和早诊早治来全面预防以至消除的第一个恶性肿瘤，这也是我从业多年内心真挚的愿望。

（作者：毛冬蕾　殷丹妮）

受试者的故事

遇到临床试验
是癌症患者不幸中的万幸

我是一名临床研究协调员（CRC），是临研人中的"小C"。曾经，有一位参加临床试验的受试者对我说过一句话："我得了肿瘤很不幸，但不幸中的万幸，我遇到了合适的临床试验，遇到了你们，可以有免费的检查，免费的新药治疗，还有这么专业的团队帮助我。"

每当繁琐的工作让自己灰心丧气的时候，我总会想起他这句话。临研人能成为那些与疾病抗争的患者的"战友"和依靠，帮助他们寻找希望，这是多么有意义和温暖的一件事啊！

研究团队用心照料患者

在我刚入行时，还没有感受到这个行业和这个职业——CRC的价值所在，直到我遇到了上述这位患者。他在2016年9月诊断为混合细胞性白血病以后开始进行化疗，并多次住院治疗。2017年3月，他出现混合性白血病复发，并且有真菌感染，该名患者肿瘤负荷重，医生告知他预后差，移植后并发症多，且需要进入层流室治疗，费用高。患者经济条件一般，但怀有治愈求生的强烈欲望。于是在2017年4月，他诊断为侵袭性曲霉病后，参加了临床试验，开始使用试验药物进行治疗。

对于这位患者的治疗，研究团队非常用心。因入组时拟行造血干细胞移植，患者在层流室治疗，所有的配药、输液过程都需要严格无菌，采血试管、心电图每次操作都要提前进行紫外线消毒，连患者签字的表格和笔都要经过消毒才能使用。研究者、研究护士和患者进行随访操作时，都要更换消毒隔离衣，虽然过程繁琐，但研究者们都希望患者能够痊愈，早日回归家庭。

在移植前预处理要使用环磷酰胺时，按照方案要求需要暂停试验药物治疗，但考虑患者停药可能导致病情恶化，研究者与申办方一起沟通，努力在保证试验流程要求和受试者生命安全的同时，寻找到最合适的办法。

患者努力得到美好结果

这名年轻的患者，在确诊时爱人刚刚怀上二胎。在治疗期间，爱人顺利生产一个可爱的女宝宝，他还和我分享小女儿的照片，说非常开心，能坚持到女儿出生，他还会继续努力坚持，希望陪伴家人更久更久。患者虽然本身病情复杂，但很感恩能有免费治疗的机会，积极配合研究者的随访、用药工作，盼望着能早日回家。

我们的努力也得到了美好的结果。患者使用研究药物输注治疗真菌感染后症状好转，在用药第46天评价总体应答即达到CR，当看到患者真菌感染的症状控制，肺部CT的报告显示"双肺未见明

遇到临床试验 是癌症患者不幸中的万幸

确异常"，研究者们都为患者感到高兴，我也激动得差点落泪。后来患者病情好转，也顺利出院。患者返院复查时精神状态很好，体重也逐渐从移植后52kg恢复到63kg。

虽然患者病情复杂，临床试验随访操作难，在几个月的时间内大家遇到了重重困难，但通过研究团队和患者的齐心协力，我们一起让患者获益，一起战胜了疾病。这就是临床试验的意义所在，多么鼓舞人心！

本文经受试者同意转述

（作者：张佩）

虽不能根治
但临床试验可最大限度延长生命

　　我是一名小C（临床研究助理），这些年来，我常常穿梭在全国各大医院的各个角落、走廊、过道。虽然工作繁琐，但我全情投入其中，学习了各种临床试验相关专业知识和技能，让我颇有成就感，如今已晋升为助理项目经理。更重要的是，期间我遇到了不少受试者，他们积极乐观的态度以及对生命的渴望，让我改变了对临床试验的认知，也让我学会了以什么样的态度去面对生活，珍惜每一天，珍惜身边的人。在开展临床试验期间发生了很多感动的瞬间，无法言尽。印象最深的是一位肿瘤患者，希望通过我的记录让更多人了解临床试验，努力地生活。

柳暗花明又一村

　　"来一下，这里有一位胃癌晚期的患者可能适合临床试验。"放下研究者打来的电话，我拿着资料立即前往某院住院部，一位瘦小蜷缩着的女士的背影映入眼帘，她时不时用手紧捂胸口，眼神里充满了无奈和绝望，可以看出她已饱受病魔的折磨。

　　患者在1个月前进行肿瘤切除根治术，今日来院复查，没想到肿瘤已发生转移。"知道会有这么一天，但没想到来得这么快。"家属绝望说道。从交谈中了解到，一个月前的手术费用已占据了患者家里绝大开支，而如今又查出肿瘤发生转移，无疑是雪上加霜，沉重的经济负担不得不让他们低下头，陷入了穷途末路。

研究者仔细地给患者及家属介绍了临床试验方案、流程及费用等相关信息，考虑到患者经济困难，研究者以最优的治疗安排与患者及家属沟通。如可以参加临床试验，对她来说，不仅能大大减轻经济负担，更是多一次求生的机会。

患者抬起头，表现出强烈的欲望，眼里仿佛在说"我想活！"她一个劲儿地向研究者表达她的谢意。

是啊，面对肿瘤患者，在生命的最后关头，尽自己所能伸出手去拉一把！

签署知情书后，该名患者顺利入组并成功完成首次给药。随着治疗的推进，疗效评价也是出乎意料的喜人，但随之而来的又是恶心、呕吐、乏力、腹泻等多种化疗不适症状，本就瘦小的身体经不住如此大强度的不良反应。在经过5次治疗后，患者终于因无法克服化疗的不良反应，多次想要放弃治疗，"就让我这样走吧……"她绝望地说。我不认同，我带着她找到了研究者。研究者、主任、患者及家属在住院部楼下长谈讨论，想尽各种的方式降低化疗后的不良反应。"通过影像评估，这几次的疗效很好，我们只需再坚持一下，一起努力克服，你只管好好生活，其余交给我！我们不能自己放弃自己呀……"研究者极力劝说和鼓励。经过大家一番沟通和努力，我们又再次统一目标，向目标方向前去。我内心也感叹道，真是一位对患者有强烈同理心的研究者啊！

参加试验就是小白鼠？

参加药物临床试验的受试者绝对不是小白鼠！在国内，很多参加临床试验的患者会认为自己是小白鼠，其实不然。首先，所有新药在进入临床试验前，早已经过动物实验。第二，开展某一试验必须以不损害患者的利益为前提，否则这个试验就不能通过伦理委员会审核而开展。第三，临床试验中所采取的治疗方案通常是当前最先进的治疗方法/标准治疗方法。第四，能开展临床试验的医院、科室一般都综合实力较强。第五，实施临床试验的过程有国家各级药品监督管理部门的严格监管。

整个临床试验期间，患者会获得比普通患者更多的关注，不光有主治医师的医疗服务，还会得到更多专业人员（如药师、研究协调员）的关怀与全程服务。而且不是所有同类疾病的患者都可以参加药物临床试验，需要经过严格筛选，符合条件的患者才能有机会参加。所以受试者绝对不是小白鼠！在正规的药物临床试验机构，采取正确的方式参与临床试验，不仅可能治疗患者疾病、延长生命，同时也是为医疗健康事业发展作贡献。

彩虹总在风雨后出现

参加临床试验是一个获得更好疗效或最新治疗的机会，可能比其他患者更快地接触到更新、更好的治疗方法，获得更好的疗效和突破。

临床肿瘤医学的发展和进步正是一个又一个临床试验推动的，而所有治疗金标准和原则也是在临床试验基础上建立的。参加临床试验的患者是勇敢的，令人敬佩的，对医学作出的贡献，为后来的患者提供了宝贵的治疗经验和方向。

如今，这名患者依然按时在治疗中，化疗反应也减轻了不少，疗效较好，这位女性患者说："真的谢谢你们，我已经恢复了往日的生活。现在每天都去跳广场舞，我会坚持治疗下去。"看着她脸上的笑容，心里忽然涌入一股暖流，由衷地为她感到高兴。

抗击肿瘤就像一场持久战，需要所有人团结一致、克服途中的阻碍，坚持朝目标去努力，虽不能做到根治，但我们至少可以最大限度延长患者的生命！

生活纵然坎坷，但总有一束光指引我砥砺前行，为风雨中人们带去一片彩虹。

本文经受试者同意转述

（作者：吕伟惠）

参加临床试验
愿生命之花绚烂绽放

2021年的5月对我来说最为难忘，在这个月里，我迎来了职业生涯中第一位肿瘤受试患者黄叔叔——一名确诊的肺癌Ⅳ期患者。初次见面是他跟妻子一起来的，不同其他患者，在研究者对其知情同意的过程中，他们表现得很镇静，并没太多疑问，脸上的表情仿佛像是在说："医生推荐给我们的试验，应该没什么问题，听医生安排。"也是在这知情同意过程中，我与研究医生知晓了他们家的情况。

黄叔叔的老家在安徽省，来到我所在的大连市是为了打工赚钱。在这里只能自费进行治疗，没有办法使用医疗保险。为了不给老家的孩子增添负担，才想着参加这项临床试验进行治疗。研究医生为此也跟他们说明："你的病情适合参加一个临床试验，当然，所有的检查费和化疗药是免费的。研究期间要是有什么问题，可以随时沟通。"

可能父母都是以孩子为出发点去考虑的。即使自己被病痛折磨，也依旧是孩子们眼中那个坚强的父亲。

黄叔叔参加的试验项目，用药周期为21天，其中前6周为试验药/对照药联合化疗阶段，后续的治疗均以试验药/对照药进行单药维持。黄叔叔每次来院用药都需要进行一些检查，检查的时间窗在多长时间内，这在试验方案中描述得非常详细。在临床试验中，每一步操作都有相应的SOP（标准操作程序），将细节量化，也是通过这种方式来达到统一。除了伦理及法规要求，在参与临床试验期间，如果受试者发生任何身体不适，可以及时找研究的相关人员进行询问及处置。

犹记得有一次黄叔叔打电话跟我说："小王，我感觉最近几次打完药手脚都有点麻，这是怎么回事啊？"

我回复道："叔叔您是从什么时候感觉手脚麻木的呀？这个情况别的患者也有遇到过，我问问负责您的韩医生，问完我给您回电话哈。"

韩医生回复："手脚麻木的情况是使用化疗药物的不良反应，大部分患者都有这种症状，吃上药就能有所好转。我这边先记录上，也把药开出来，你一会儿告诉患者来取药就行。"

在临床试验中，医生会关注受试者的身体情况，小到吃药大到住院治疗，每一项都需要进行判断及记录。

人文关怀是临床试验的目标

临床试验的治疗与普通治疗不同，参与临床试验项目中的医生及护士，都是在进行专业培训并取得证书后上岗的，在整个临床试验期间，受试者会获得比普通患者更多的关注，不光有主治医师的

医疗服务，还能得到更多专业人员（如护士、CRC
等）的关怀与全程服务。

黄叔叔在进行筛选期检查时就遇到了困难，当
时他焦急地打电话给我说："小王呀，我这应该在
哪儿预约检查啊？之前没来过医院也没办理过，这
应该怎么办？"听到这里，我安慰叔叔说："没事，
我这就过去找您。"随后我陪同他完成了筛选期检
查所有手续的办理。

让临床试验成为优选

临床试验中的药物大多数是未上市的药物，
而部分药物是在国外已上市的新药对比国内的标
准治疗药物而进行的临床试验，所以采取的通常
是当前较为先进的治疗方案。对一些疾病类型较
为特殊的患者，甚至对生命已受到威胁的患者来
说，是一个可能获得有效治疗的机会。在正规试
验机构采取正确方式参与临床试验，治疗疾病延
长生命的同时，还可以降低家庭的经济压力。我
想这可能是众多受试者选择临床试验治疗的原因
之一。

世间的疾病众多，医护人员即使身披白衣战
甲，使出浑身解数，有些疾病也无法全部被治
愈；但医护人员敢与疾病做斗争的精神，患者眼
中渴望被治愈的光芒，以及发自内心道出的那句
"谢谢"，让我体会到了这份工作的意义，也成为
我努力工作的动力。每一个新药的诞生不仅需要

研发及医护人员，更需要受试者，没有他们的参与就没有如今多样的治疗方案。愿每一位患者都能被幸运之神眷顾，也愿生命之花能绽放绚烂的光芒！

本文经受试者同意转述

（作者：王君宇）

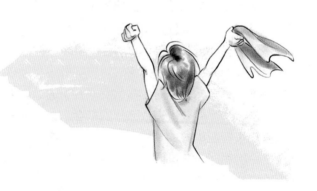

选择坚强
参加临床试验才能重拾希望

如果不是当初误打误撞进入新药临床试验行业，可能我至今还是和一些人一样，对临床试验抱有疑虑。从事临床研究招募专员6年半之久，我接手过的项目里一个个入组目标病例数不断地提醒我，遭遇不幸时，一定要选择坚强，才能重拾希望。

有一个印象非常深刻的受试者王阿姨。王阿姨一家来自农村，老两口觉得自己文化不高，为了培养儿子，工地、菜场、搬运，什么脏活、苦活、累活都愿意干。好在儿子很争气，顺利地考上了名牌大学，毕业后找到了一份稳定高薪的工作。跟大多数父母一样，老两口憧憬儿子后续成家立业，在大城市里真正地安定下来，不要再吃自己当年的苦。

但厄运突然袭来，王阿姨的丈夫查出患有晚期肝癌，原本幸福美满的计划瞬间被打破。花光了为儿子买房准备的首付款，王阿姨的丈夫还是没能救过来。更加不幸的是，丈夫还未离世，王阿姨自己也查出患上了乳腺癌。

王阿姨被查出患有HER2阳性乳腺癌，做了根治手术后用辅助化疗治疗6个周期。复发后无力承担治疗费用，使用原有方案无法获益。王阿姨说，生病她不怕，自己跟丈夫辛苦了大半辈子，就是希望儿子能少吃点苦，但却双双得了重病。她怕为儿

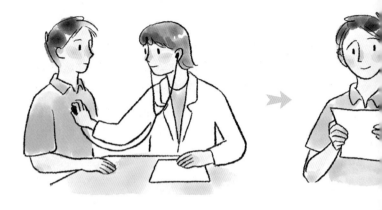

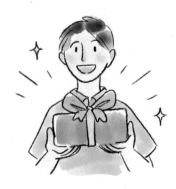

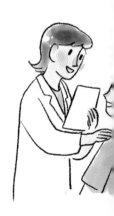

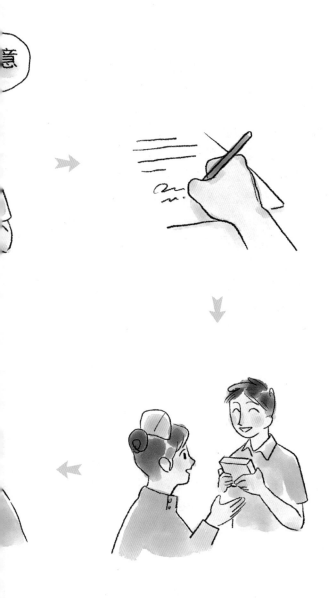

参加临床试验　愿生命之花绚烂绽放

子增加更多负担，怕自己成为累赘。

　　还没能从父亲病逝的悲痛里走出的儿子不顾她的反对，辞去了工作，只是为了有更多时间陪伴母亲治疗。好在手术很成功，恢复得也很好，眼看一家人又重新回到了生活的正轨。但春节的热闹氛围还未散去，王阿姨就觉得胸口和术后的刀口疼，发现刀口周围有些疙瘩，在县级医院看了后说是带状疱疹，心疼钱的她选择回家用土方治疗两个多月，结果反而越来越严重，连走路都不能直起腰来。

　　不得已，她来到了手术医院再次复查。医生结合影像判断是疾病进展，面对这样的结果，儿子无论如何都要让母亲坚持治疗。但王阿姨知道，后续治疗的高昂费用，已让这个遭受连续打击的家庭难以承受："不治了，为了救老头子，已经花了不少钱，我之前的手术更是掏空了家底。将死之人，不能再让活着的人受罪了。"王阿姨说。

　　看似洒脱的一句话，却是对命运的无可奈何。

参加临床试验重获希望

　　正当希望幻灭、心灰意冷时，该院的研究者想到了一项受试者单次静脉输注注射用重组抗HER2人源化单克隆抗体（HS022）与原研药赫赛汀的随机、双盲、多中心研究、平行对照的药代动力学和安全性的相似性临床试验，该试验的目的是评价HS022与赫赛汀在乳腺癌受试者中单次注射给药的药代动力学相似性。研究者初步评估了她的条件，并推荐她可以去试试，并介绍了项目的风险、获益。对于这样的机会，王阿姨马上重新燃起了希望："真的可以么？我已经活了大半辈子了，如果又能治病又可以减轻儿子的负担，我愿意去尝试！"

但儿子却心存疑虑，已经失去一个至亲的人，不想再去尝试又一次的遗憾和痛苦了。王阿姨最终还是说服了儿子。一个多月后，儿子打来电话，决定参加此项临床试验。"签知情同意书的时候，医生的讲解让我们母子俩拾起了信心，也看到了以后生活的希望。"王阿姨说，"我很庆幸还有这样的机会，为了儿子，我也必须坚持下去。"

检查、筛选、入组、用药、随访，后续的过程十分顺利，王阿姨用药后病情也有了好转，阳光似乎正在击穿命运的乌云，照亮着这对不幸但坚强的母子前方的路。

王阿姨的儿子与笔者的微信记录，王阿姨恢复后已能给儿子做饭了。

现在，每次访视时，王阿姨总是会给我带一些土鸡蛋，她说儿子在家乡承包了一片山，种植有机农作物，也饲养一些家禽，自己也时不时会上山看看，虽然儿子每次都不肯让她帮忙，她却总是停不下来。

"当初希望他在大城市扎根，现在他却选择回到农村。"王阿姨的语气似乎有点抱怨的味道，但她的脸上却扬起了温暖的微笑，心里甜滋滋的。

本文经受试者同意转述

（作者：肖传良）

双免疫肿瘤药试验
点燃患者生命之光

在我接触的试验项目中，肿瘤药物的临床试验是最多的。而根据国家药监局药品审评中心发布的《中国新药注册临床试验进展年度报告（2021年）》，按药物品种统计，2021年登记临床试验的前10位靶点分别为PD-1、PD-L1、VEGFR、HER2等，品种数量分别多达71个、59个、46个、43个，其中5个靶点（PD-1、PD-L1、HER2、EGFR和CD3）的药物适应症超过90%集中在抗肿瘤领域，4个靶点（PD-1、PD-L1、HER2和EGFR）的药物适应症全部集中在抗肿瘤领域，靶点中围绕肿瘤药开发的临床试验数量一共有304项。由此可见，我国肿瘤药物临床试验项目百花齐放。

重新点燃活下去的希望

这是一项关于治疗晚期实体瘤的临床试验，晚期实体瘤包括：肝、肾细胞癌、子宫内膜癌、结直肠腺癌、非小细胞肺癌、宫颈癌、胃腺癌或胃食管结合部腺癌等，该试验药物为一种强效小分子VEGFR抑制剂，通过抑制VEGFR激酶家族从而发挥活性。服用过该药的受试者大大延长了他们的无疾病进展生存期（PFS）。但此类疾病缓解后，其复发率也很高，是一种不可治愈的疾病。因此，这对受试者的选择要求也很严格。

邹女士的脸上总是挂着微笑，给人一种非常阳光、积极乐观的感觉，在社交平台上，她总爱分享美食、美景还有家人。她60岁左右，这样热爱生活的人却难逃命运的捉弄。

邹女士在2018年2月发现得了子宫内膜癌，查出来时已是癌症晚期，由于自身的身体素质差，错过了最佳治疗时期。从子宫切除手术到后来的同步放化疗，在化疗期间曾发生Ⅱ度骨髓抑制乃至于Ⅲ度骨髓抑制，放疗科医生决定不同步化疗。放疗结束后的化疗也因骨髓抑制比较严重，只做了两次就停止，治疗过程困难重重。

偶然一次机遇，通过医院的主任介绍，她参加了一项双免疫临床试验。让我印象深刻的是，研究者详细而又通俗易懂地告知她，该临床试验是运用两种药物联合治疗的方法，让患者免疫系统重新被激活，两者联合能发挥协同作用，能达到"1+1>2"的很好效果，但也有着不良反应的发生频率会增多的风险。邹女士当时慎重考虑后说："参加这个临床试验，我会乐观面对不良反应，联合治疗疗效加倍，这让我重新点燃了活下去的希望。"

邹女士说让她感到欣喜的原因之一是对这个临床试验有信心。很快她就进入面诊流程，经过层层筛选和检查，检查结果达到入组标准后，进入临床试验，之后就开始用药。期间，她认为最后悔的是没有早点检查身体，开始没有去好医院治疗，耽误了治疗也耗费了家人的大量精力和金钱。邹女士说，整个治疗过程中，因服用临床试验药物，自己病情得到缓解，金钱压力大大减少，从而增强了自己顽强对抗病魔的信心，同时自己保持很好的心态、珍惜拥有的时光，热爱家人和热爱自己。从中我也学习了很多，并思考了临床试验的真正意义。

临床试验是以保护受试者权益为第一要务的一种研究。在某种程度上，可以说没有临床试验，就没有现代医学。在临床试验中，我们不仅需要受试者的积极配合，还需要临床试验从业人员高效、负责配合研究者开展工作。大家全力以赴开展临床试验，助力新药开发，以争取让药物早日上市，造福更多的患者。

本文经受试者同意转述

（作者：冯莉娟）

愿每位积极参与试验的肿瘤患者都能获益

我是一名非常普通的临床研究助理（CRC），接触过不少肿瘤药物临床试验项目，也面对过许多癌症患者。每一次与他们相遇，看到他们积极乐观的参加试验，顽强地与病魔作斗争，我的灵魂都深深受到触动。此前，我曾负责一个EZH2抑制剂治疗复发/难治成熟淋巴细胞肿瘤的项目，其中，一位王叔叔给我留下了深刻的印象。

EZH2抑制剂项目的首例患者

淋巴瘤是起源于淋巴结、淋巴组织的免疫系统恶性肿瘤，以实体瘤的形式生长于淋巴组织丰富的组织器官中，最易受累及的部位有淋巴结、扁桃体、脾及骨髓，是一组高度异质性的疾病。不同亚型的淋巴瘤，其临床表现、病理类型、对治疗的反应和预后有很大的差异。

而EZH2是组蛋白甲基化转移酶 PRC2的核心成分，其通过催化组蛋白 H3 氨基末端第 27 位赖氨酸发生三甲基化而抑制靶基因表达，这些靶基因大部分具有抑制细胞增殖的作用。所以EZH2具有促进细胞增殖、维持胚胎发育、抗细胞衰老的作用，突变或过表达与肿瘤发生发展密切相关。多项临床研究显示，EZH2 的高表达或功能增强型突变与淋巴细胞肿瘤及实体肿瘤的发生、发展及患者预后密切相关。因此，对EZH2活性进行抑制，理论上是治疗 EZH2 过表达以及 EZH2 突变肿瘤的一个可行策略。

该项目入组期间，研究者首例推荐的患者是五十多岁的王叔叔，他确诊淋巴瘤已经三年多了。在这期间，王叔叔已经进行了一、二线化疗和美罗华单药治疗，情况比较稳定。他每个月都会来研究者的门诊复查，这次了解到有这项临床试验，决定试一试。与初治的患者比起来，复发难治的患者少了一些愤慨、委屈和难以接受……王叔叔对自己的病情比较了解，经过长期治疗，他非常信任医院和医生，也非常平静且容易沟通，让我觉得既欣慰又很心疼。与他签完知情同意书以后，我需要收集确诊时的病理切片。王叔叔是在外院确诊的，但他非常配合。我给他准备好玻片，写好切片的要求和注意事项，过了两天，他就把切片顺利带过来了。

印象中王叔叔总是笑眯眯的，就连最难受的骨髓穿刺，医院要求有家属陪同，但王叔叔不想给儿子添麻烦，从来都是一个人来医院，他说："我身体好着呢，一个人搞定这些检查轻而易举。"

因疾病进展符合入组条件

筛选期的检查和病历收集都很顺利，到了最后的肿瘤评估，试验方案要求具有可测量病灶（淋巴瘤受试者，要求淋巴结病灶任一长径＞1.5 cm或结外病灶任一长径＞1.0 cm），可是王叔叔最大的淋巴结病灶长径只有1.2cm，我们又去找影像科老师反复测量确认，确实没有达到要求。

研究者将王叔叔半年前做的影像进行了对比，发现淋巴结病灶在这半年时间里几乎没有增长，虽然他不符合入组标准没有成功入组，这对于他来说也算是一个好消息，说明目前虽然没有治疗，病情是稳定的。

又一次见到王叔叔是在大约7个月以后，获知他最近又做了一次增强CT，显示淋巴结病灶增大了。

王叔叔笑眯眯地跟我说："又见面了，这次我可以顺利进入你们的试验啦。"

我也笑着说："是呀！"但我深深感受到王叔叔笑容背后对病魔的辛酸与无奈，心里非常期望我们的试验药物能给王叔叔带去健康和希望。

这一次，一切都很顺利，王叔叔随机分组到了350mg BID的剂量组。我们项目的试验药物有200mg和50mg两个规格，则每次需要服用1片大的和3片小的。药物的包装很复杂，一开始，王叔叔不能理解为什么吃完药的空板都要带回来，当我跟他解释临床试验药物都要回收清点以后，他每一次来随访，剩下的药和空盒都是整整齐齐、清清楚楚的。

两个月一次的肿瘤评估很快就到来了，看到PR两个字，我由衷地为王叔叔感到开心。连着十几个周期，每一次肿瘤评估结果都是PR，看着病灶越来越小，我发自内心地高兴，临床研究能够帮助到患者，是一件非常有意义的事情。

有一次随访结束，王叔叔小心翼翼地从他包里拿出一个小袋子送给我，我打开一看，竟然是一瓶香水。王叔叔说他也不懂这些，但是觉得遇到我是一件非常幸运的事，每次来医院都有我帮忙和照顾，很想感谢我，就让他儿子帮忙买了礼物。我一度想拒绝，但是看着王叔叔真挚的眼神，觉得这瓶香水被赋予了特殊的含义，我会带着它，去帮助更多的人。

一年多以后，王叔叔的病灶开始增大，研究者认为，试验药物开始对王叔叔没有效果了，就让他出组了。又过了几个月，我在临床试验的办公室门口偶遇王叔叔，他还是一脸笑眯眯的，告诉我他正在参加我们医院另一项临床试验。

真好，希望王叔叔能一直对生活充满希望，好运无限。每当我拿起那瓶香水，我都会想起像王叔叔这样的受试者，是他们激励着我每一天不断前进。

本文经受试者同意转述

（作者：任燕）

受试者的故事

无论何时何地
肿瘤患者都能被温柔以待

　　癌症在很大程度上还是"不治之症"，人们往往谈"癌"色变。作为一名临床研究工作者，我在工作中接触到大量的癌症受试者。这些癌症如梦魇般缠住受试者，长期折磨着他们的身心健康。但临床医生和从事药物研发的一线人员与癌症的斗争却从未停止。我们认为，只要有一丝希望就不该放弃。也正是因此，才有了临床医学研究，并持续蓬勃发展。这一发展，离不开从业者们的初心——希望更多患者得到有效治疗，让生命恢复它原有的意义和价值。我从2019年10月开始接触临床试验这个行业，以一名临床协调员（CRC）的身份进入医院工作，以下我将分享自己真实的工作经历。

受试者家属认真态度让人敬佩

　　那是2021年4月，我来到复旦大学附属中山医院的胸外科，该科室承接了一项关于非小细胞肺癌治疗药物Ⅲ期临床研究。当时，该项目已经预筛选到了一位受试者，该受试者马上将回医院复查，同时进行筛选入组。经初步了解，受试者是一位女性，51岁，来自安徽滁州，2020年12月1日发现肺部肿瘤结节，做PET-CT后考虑为右肺上叶MT

（Malignant Tumor，恶性肿瘤）伴纵隔腔静脉气管间隙及右肺门淋巴结转移可能，于2020年12月4日行胸腔镜右上肺癌根治术，术后于外院完成AC（A为培美曲塞，C为铂类）化疗方案4个周期。现为进一步治疗，患者到中山医院参与该项临床研究。

由于当时研究者正在门诊上，他让受试者先行与我进行非医学上的沟通，我准备好相关资料进行接待。那时，我工作的地方在中山医院1号楼的16楼，便打电话通知她过来。由于怕出错，我带好了试验方案和简易版的筛选流程图。见是一位叔叔，也许看到我疑惑的表情，他马上解释：受试者是我的爱人，因为等电梯时间太长，让她在1楼等我了。

当时我也没多想，便开始介绍试验项目，叔叔带着他爱人的近期所有资料，跟我说明受试者情况，我则跟着方案一条一条初步核对受试者的基本病史，生怕漏了一条而出现失误。叔叔好像察觉出我是刚接触这个项目，便询问道：小姑娘，你是刚开始做这个吗？我说：我怕出错，所以还是一条条核对清楚比较好。这样也能保证你们受试者的安全。他说："在网上的公开信息我已经大致了解过项目了。"然后他便仔细说出了项目的流程及用药，甚至对于可能会随机到对照组这个情况都很清楚。看来在来之前，他已经做过很多功课了。我大吃一惊，不敢相信他甚至比我更了解这个项目。

他还掏出一本小册子，上面汇总了他从网站上收集来的肺癌相关知识及部分病友的案例情况。并询问我，是不是有如下症状，就表示该受试者使用的是我们的试验药物而不是对照药物。我当时并没有回答这个问题，因相关医学问题是需要研究者进行专业的解答，而且我更不能暗示他的爱人究竟分到试验组还是对照组。我对于他的专业和认真态度十分佩服。

完成给药描述，无一不细致

跟叔叔聊天下来才知道，他爱人在年初做过体检，当时与别人的体检报告拿错了，才导致耽误了最佳治疗时间，他很是内疚，所以对待这个治疗更加谨慎。他希望我不要介意他提出各种相关的问题，并且解释是因为害怕我在他爱人面前会透露一些存在的安全风险，所以他没有让爱人跟来，而是在1楼等候。他拜托我在受试者面前能积极表达癌症是可以被战胜的，同时以正面的态度去面对他的爱人。看到受试者家属的细致，我瞬间觉得这位阿姨能够得到家人坚定的支持是多么幸运，而我更应尽快熟悉工作，努力帮助受试者。心情是第一良药，心情好了，自然有利于治疗。刚好，研究者的门诊结束了，我赶紧带着叔叔过去，这样有研究者正规的解答，也让他更加安心。在1楼我见到了受试者，阿姨看起来没有51岁的样子，保养得宜，状态很好。

跟研究者进行认真的沟通后，受试者及家属提出的问题也有了妥善和满意解答，两个人经过充分考虑后，同意参加试验并签署了知情同意书，完成了相关检查后符合入组条件，便开始进行治疗。随后，阿姨当即完成了首次用药，他们的用药过程很顺利，后续观察也无异常。但该受试者返回居住地当晚开始发热，叔叔也在第一时间联系研究者，再告知我。叔叔对发热情况的描述无一不细致，使得研究者迅速作出判断，让受试者于本地进行治疗。

第二次用药时，叔叔带着一张写着受试者每日发热情况的表格文档交到我手上，分别记录了发热的时间、具体温度，甚至连什么时间吃了多少药也记录在册。他认真严谨的态度是我学习的榜样。叔叔表示，他和他的爱人放心了，要不是参加这次临床试验，都不知道后面该何去何从，多亏遇到这么优秀的医生和负责任的我。

在我职业生涯开始，碰到叔叔这样的家属，让我清楚意识到家人对治疗的关心、支持和配合，是多么重要，研究治疗正是需要受试者和研究者齐心协力才能发挥出最大的作用。每一次见到阿姨，她的精神状态都非常好，这就是叔叔努力支持的成果吧。目前，该受试者用药已经达到第12个疗程了。

每一次用药过后，叔叔都会提出很多关于治疗上的疑问，研究者都会第一时间进行解答。如果项目上的问题，只要不违反GCP原则，能够解答的我也都会如实相告。他的问题也促使我进一步熟悉研究方案。

人类与癌症的斗争从未停止。医学专家们开发探索新的治疗理论，临床研究者们也关注并测试各种方法的效果，只为提高癌症受试者的生命质量，为国家医药学事业贡献自己的一份力量。我很庆幸自己是临研圈中的一员，我会继续为受试者提供力所能及的帮助，为临床科研事业贡献自己的微薄之力，愿这个美好的世界少些病痛！

本文经受试者同意转述

（作者：陈剑）

无论何时何地　肿瘤患者都能被温柔以待

食管癌患者米叔叔
参加靶向药试验的故事

 我是一名普通的临床研究协调员（CRC），在肿瘤医院工作了4年多，曾参与过食管癌、肺癌、乳腺癌、结直肠癌等新药临床试验项目。肿瘤药物临床试验与其他普药试验不同，很多受试者是晚期癌症患者。我的主要工作是协助研究者开展非医学判断的试验协调工作。这几年的工作经历让我从一名懵懵懂懂的新人，逐步成长为成熟的临床试验从业者，在与受试者接触过程中，也发生过许许多多让我感动的故事，让我深感CRC的工作意义深远，给予我坚定走下去的信念。

 在此我分享一个至今想起仍久久不能平静的小故事。那是在我刚从事CRC工作不久的事。试验入组的患者是一位米姓的叔叔，北京人，62岁，突发吞咽困难，去医院做胃镜检查，诊断为食管鳞癌，随即来到我院进行诊疗。

传统化疗未见病情好转

 食管癌传统的化疗以氟尿嘧啶（5-FU）和顺铂（DDP）为主，两药联合一线治疗转移和复发的食管鳞癌疗效为25%～35%，至今仍是传统的联合化疗方案，被广泛应用在食管腺、鳞癌的临床治疗中。

我院肿瘤专科鲁主任认为，如果只是使用化疗药，并不是最佳方案。放眼国际，各国学者还不断探讨各种方法，特别是靶向药在其他消化道癌中的成功应用，给食管癌的治疗带来了新思考。

靶向药不仅可以降低化疗剂量，同时也可降低不良反应。靶向药与化疗联合治疗的效果，一直是大家关注的焦点。面对米叔叔的病情，鲁主任建议，最好能应用靶向治疗药物。

参加靶向药和化疗联合试验

正好，一个由药企和研究者发起的针对转移性食管鳞癌一线治疗的国产靶向药联合化疗药在我院开展Ⅲ期、双盲、随机对照临床试验，主要观察靶向药加上化疗的临床疗效，会不会"一加一等于二"，还是"一加一小于二"。经评估，鲁主任认为，米叔叔符合入组条件，并向米叔叔及家属详细讲解了该研究的目的是在原有化疗基础上联合靶向药观察有效性和安全性，以及研究流程、风险与获益，并回答了米叔叔及家属所提出的问题。

米叔叔及家属最初在获知有机会参加临床试验时非常激动。该试验治疗的前瞻性和后续访视治疗的流程安排上，给了他们很大希望和治疗的勇气。经过充分考虑后，米叔叔同意参加并签署了知情同意书，他完成了相关检查后符合入组条件，随即入组进行化疗治疗。

在入组试验后，鲁主任对米叔叔的病情及时细心询问并处理，而我在日常随访中的详细问询和住院用药的流程安排协助上，都让米叔叔觉得非常暖心且有安全感。即使身体上再痛苦，他和家人也没有放弃与病魔斗争。

进行3个周期的化疗后，米叔叔出现了较严重的不良反应，研究者根据实际情况，考虑到患者用药安全后，决定每周单药维持治疗。无奈疾病的影响导致米叔叔进食困难，体重持续减轻身体日渐消瘦，躺在病床上一边输液一边拽住我的衣袖，哭着说："我已经没有希望了。"

这是我第一次近距离接触肿瘤晚期的患者，看着米叔叔如此痛苦当时心里难过极了，我的眼泪忍不住流下来，慢慢等待患者情绪平复后才离开。我作为这个试验的CRC，看着米叔叔从正常行走到几个月后坐着轮椅来院治疗。每次化疗，米叔叔的爱人衣不解带陪在他身边。在条件有限的病房里，没有多余的床位让陪同人员休息，米叔叔的爱人靠着一把椅子，在病房里陪着爱人熬过艰难的3天。看着他们，更增强了我努力工作的信念。

坚持下去的勇气

我深刻体会到，癌症的可怕和人类在面对它时的恐惧无助，我只有努力给予患者和家属更多关怀，尽力让他们参加试验时更省力一些。

等再次联系米叔叔来院用药时，却获知他突发心衰救治无效已经去世，我只有在电话里不停安慰泣不成声的米太太。待情绪稳定后，向家属询问并索要患者在医院抢救的检查单及病历等资料，米太太非常配合我的工作，答应将资料邮寄到医院。

几天后我收到了米太太的快递，让我感到意外和眼眶发红的是，包裹里除了我要的检查单病历外，还有几盒吲达帕胺片和速效救心丸，并附带着一张小纸条，纸条上写着："小杜，米叔叔和阿姨非常感激你陪米叔叔走完最后的一段路！上次听你说你母亲比我小几岁，心脏也不好，你父亲也去世得早，阿姨也有心脏病，不过阿姨有医保，这里还有几盒药给你母亲吧，以此表达对你的感谢，愿你和母亲越来越好。"

这些年每每工作中受挫想打退堂鼓，想到这些与患者间发生的温暖故事，总能让我充满坚持下去的动力。真心希望能用我们的试验药，解除哪怕是缓解他们的痛苦。感恩CRC这个职业给了我如此温暖又强大的心。

本文经受试者同意转述

（作者：杜依妮）

食管癌患者米叔叔参加靶向药试验的故事

胰腺癌药物临床试验
希望在明天

　　肿瘤药物临床试验与其他普药临床试验不同，尤其是胰腺癌药物临床试验，患者大多已处在晚期阶段。目前二线及以上疾病进展后，没有更合适的药物提供给晚期胰腺癌患者使用，因此不少药物临床试验都在加紧推进。

　　胰腺癌是高致死率肿瘤之一，死亡率和发病率之比为 0.99∶1。胰腺癌起病隐匿、生长迅速，患者从发病到死亡往往仅几个月。局部无转移的胰腺癌患者术后的中位生存时间为12～20个月；局部晚期无转移胰腺癌的中位生存期在6～10个月；而已有转移的患者生存时间更短，仅为3～6个月。很多胰腺癌患者是在体检中发现异常指标，前期并无症状。"早发现早治疗"，或许就能更好地延长生命。

胰腺癌治疗现状

　　胰腺癌一线二线的标准治疗方案一般包含吉西他滨、替吉奥、白蛋白紫杉醇、FOLFINOX化疗方案。这些前期使用的标准化疗方案，有效但也存在局限，是"杀敌一千自损八百"，容易发生耐药。往往有的患者化疗中会出现不耐受的情况，比如脱发、骨髓抑制、恶心呕吐，可能还会伴有神经毒性的手脚发麻。目前二线及以上疾病进展之后，没有较为合适的药物供晚期胰腺癌患者使用，因此不少药物临床试验还在加快步伐。近年有不少调控炎症或平衡免疫的药物研究和开发，旨在作用于胰腺癌微环境，达到抑制肿瘤的效应，给患者带来新的希望。二线以后，一般晚期胰腺癌患者的生存期中位数在3～6个月，此时应以改善生活质量为第一要素。

顽强拼搏的岑叔叔

我遇到过很多受试者和家属，他们有的是高级知识分子，对自己的病情及诊疗方案十分了解，甚至还能侃侃而谈顺铂疗效与水果之间的影响，更多的是罹患癌症之后接受癌症的普通患者，岑叔叔就是其中这样的患者。

岑叔叔居住在一座沿海小县城，他是坐船跨海来上海求医的，这几年也一直在我院胆胰外科术后化疗。二线治疗疾病进展后胆胰外科推荐过来肿瘤科参加临床试验。此时科里承接了一项关于晚期胰腺癌治疗药物 II/III 期临床试验研究。

根据病史及近期检查结果，研究者初步认为岑叔叔符合该项目的目标人群及入组条件，并详细告知岑叔叔及家属该临床试验的目的、流程、获益、风险、药物等，解答了他们对于试验提出的一系列疑问。经过充分考虑后，岑叔叔同意参加并签署了知情同意书，后续完成了相关的检查后，确定符合

胰腺癌药物临床试验　希望在明天

入组条件，开始进行试验药物的治疗。

入组后，根据项目组的要求，保持每周一次的联系，有时是微信，有时是电话，询问服药后有没有不适、胃口、体重等情况。研究者对病情细心询问并处理，我在日常随访中的详细问询和协助，都让岑叔叔和家属感激和暖心。

参加临床试验期间，岑叔叔体重有下降，疼痛也有加重，还出现了便秘，人也慢慢变得虚弱起来。第一周期的口服药用下去，2个月后他来医院访视，感觉状态明显是比基线时差了，瘦了一些，精神也欠佳。做访视检查那天，我照例7点多去跟踪确认检查进行的情况，一下子看到：心电图室正对门的走廊外成排的座椅上，岑叔叔蜷缩着身子，双手抱胸侧卧在上头，时间尚早，还没什么病人，显得有些空荡，除了走廊，还有心里的某个角落……此时我并不想打扰一个癌痛病人此刻的睡梦。

那次检查前阿姨同我私下说，他们来之前，已经安排好岑叔叔的身后事。第一周期整体疗效评估为SD，综合考虑各种因素，依据方案及项目组意见，研究者建议再用一个月，再根据疾病进展情况考虑更换治疗方案。岑叔叔他们考虑后决定再用一个月试验药物看看，继续与病魔抗争。

那一个月的前半段时间，阿姨说叔叔的头发有些由白变黑了，我也很高兴。但整体情况并没有如期望好转。因为癌痛，止痛药奥施康定的剂量一直在增加，换用曲马多也是差不多的情况，再加上没有胃口，饭量一直下降，呕吐次数增加，伴随的便秘也越发严重。我能做的其实很微薄，也只能定期关注着叔叔的情况变化，及时与研究者沟通，同时安抚家属情绪，尽可能地提供力所能及的帮助。

　　阿姨要忙活的事情很多，叔叔卧床在家需要她照顾，小孙子放假也需要照料，除了一日三餐外，她还要去医院给叔叔配止痛和便秘的药。因为营养支持很关键，阿姨根据这样的建议也是变着法地想让叔叔多吃些，牛奶里敲一个鸡蛋，或者放点儿燕麦片，少食多餐。在经过不懈的努力下，叔叔熬过了年关，虽然饭量减少了很多。慢慢地，叔叔已经吃不下东西了，情况变得更糟糕了。对此，研究者让我们这段时间尽量不要打扰家属了，我告知了CRA也请其理解，我暂停了跟阿姨的联系，阿姨跟我说以后有缘再见了，有时间到她家来做客……希望过段时间联系阿姨的时候，她已经不那么悲伤了吧……活着的人，生活还要继续……希望时间能慢慢抚平家属内心的伤痛。

本文经受试者同意转述

（作者：陈林琳）

张叔叔参加肺癌Ⅲ期药物临床试验的际遇

　　我是一名临床协调员（CRC），在与患者常年的接触中，发生了许多令人温暖、感动的故事，让我深知临床试验及CRC工作的意义。以下我将分享一个发生在身边的真实故事。

　　张叔叔在一次体检中发现肺部异常，经CT及脑MRI诊断为肺癌，病理分型为鳞癌。众所周知，肺癌是我国和世界范围内发病率和病死率最高的恶性肿瘤。由于张叔叔的肿瘤位置不佳，无法手术切除。家属在得知病情后决定到北京一家医院看看，他们找到了研究者李主任。

　　李主任见到张叔叔后，综合评估病情及身体状况，给出了临床上的治疗建议。可是张叔叔却说："不治了，不想花钱了，把钱留给老伴和孩子。"听到这里，李主任向他和他的家属详细介绍了一项肺癌Ⅲ期药物临床试验。

耐心、专业、仁心仁医

　　起初，张叔叔的家属对参加临床试验中免费的化疗、放疗、免疫治疗觉得不可思议，认为临床试验就是把患者当作"小白鼠"。李主任对此解释道："开展临床试验的最终目的是找到更多、更好可以治疗患者疾病的手段和新药，以帮助患者接受更好的治疗，达到治疗、缓解疾病或提高患者生存质量目的。"

接着，家属对免费治疗会不会得不到医生的重视心存疑问。李主任对此解释道："临床试验的规范开展有一系列严格标准化流程，患者在参加临床试验期间，研究医生会给予患者全面的状态评估和随访跟踪。如出现任何不适，可随时与研究医生联系，研究医生评估后会及时给予干预治疗。参加临床试验的患者其实会得到比平常的临床就诊更多的关注。"

理解、信任、爱与支持

张叔叔在与家人充分沟通后，决定参加该临床试验，他说："谢谢你们给了我治疗的信心，我想入组研究，在治疗的同时为这个研究作点小贡献，哪怕只是几个数据。"从此，张叔叔开始了漫长却充满斗志的抗癌旅程。

张叔叔一家住在天津，每次进京治疗都是同一个家人陪同。由于异地车牌限制政策，进京访视两个人不到凌晨5点就得开车出发，若是赶上大雾雪天堵车，到医院后用药开始时间晚，用药结束时间也会晚，赶不上下午5点前出京，就只能等到晚上8点后再出京。

从筛选期到每次访视都是他跑上跑下，张叔叔的病史、手术史、合并用药等记得清清楚楚，无论大事小事都不用叔叔操心。一次与张叔叔聊天时我感慨道："叔叔，您真幸福，有这么孝顺的儿子。"

张叔叔笑着说："其实是我的女婿，不过胜过儿子了。"在这条抗癌之路上，这对"父子"彼此陪伴，情谊愈加深厚，原来家人的爱与支持便是最好的抗癌药！

奋战、奉献、大医精诚

　　原本只是一个普通且平淡的周六，我正在静配中心准备另一位患者的化疗药，这时收到项目微信群里刘主任（主要研究者）的消息：7床患者张某在厕所摔倒了，四肢无力，上肢稍能动，我这就去病房。事发突然，我的脑海中还浮现着昨日末次化疗给药后叔叔和我说，下周一就出院了，下个阶段治疗咱们再见。

　　张叔叔早上如厕起身后出现一过性意识障碍伴跌倒，后意识恢复，四肢无力，查体：意识清晰，言语流利，可对答，上肢肌力1级，下肢肌力0级，四肢感觉障碍。护士立即给予患者监测生命体征，急查化验，急查心电图未见明显异常。

　　由于周末病房只有值班大夫，在接到病房突发事件通知后，刘主任、李主任、护士长均以最快速度从家中赶到医院，并立刻联系急诊查平扫CT、MRI均未见明显脑出血及大面积梗死表现。心电监护与持续吸氧后患者肌力下降较前缓解，无感觉障碍。综合检查报告考虑不除外急性脑血管事件，我院为肿瘤专科医院，与家属沟通后，要求转院至综合性医院行进一步诊治。

　　新冠疫情期间，家属无核酸阴性报告不满足出津进京的要求无法赶来医院。刘主任立刻联系院领导询问医院是否可以协助出具相关证明让家属顺利来院，因救护车需排队等待，刘主任亲自拨打120、119联系救护车，并确认救护车中仪器设备是否充足。

李主任查阅影像后告知我，将患者在本院既往及今日的化验、影像报告复印1份。回来的路上，看见他正指挥着救护车在合适的位置停车，我负责提早按好电梯，李主任负责带领急救人员加快赶去病房转运患者。当叔叔被抬下楼时，叔叔女婿在北京的弟弟恰巧赶来，我将复印好的报告塞给他并嘱咐可以提供给外院参考。发车后我将李主任提前拍好的影像照片及视频发给了叔叔的女婿并告知可能会用得到。

送走救护车后，才发现外面早已飘起了雪花，我们跺了跺脚、抖了抖衣服，回到了病房，回顾了短短几个小时发生的事情，与李主任一起上报了SAE（严重不良事件）。

这是我在医院第一次遇到突发事件，这也是我第一次与研究者们并肩作战，为了患者的安危，我们在路上奔跑着，在床旁陪伴着，在电话里紧急沟通着，在化验单与影像片子中反复确认着，在稍微松了一口气时祈祷着……好消息是经过外院的及时治疗与休养，如今张叔叔已恢复如初，在巩固治疗给药阶段我们又相见了。

本文经受试者同意转述

（作者：袁思琦）

申办者的故事

本土企业自主创新
让患者用得起、用得上肿瘤药物

"有病没有药是天灾，有药买不起是人祸。"

——《我不是药神》

2018年，一部现实主义电影《我不是药神》横空出世、火遍神州，因为这部电影揭开了"进口救命癌症药买不起、买不到"的民生痛点。

要解决天价药问题，关键要有自己的国产药！早在1990年，江苏恒瑞创始人孙飘扬就提出要全面向创新药方向转型，把命运掌握在自己手里。30年来，该公司始终坚持自主创新、2021年累计研发投入62.03亿元，比上年增长24.34%，研发投入逐年递增，研发投入占销售收入比重达到23.95%，也卓有成效。截至目前，该公司已上市创新药11款，另有60余个创新药正在临床开发阶段，260多项临床试验在国内外开展，已基本形成了上市一批、临床一批、开发一批的良性循环，构筑起较强的自主研发能力。

随着各种国产抗癌药的上市，国内肿瘤治疗的格局发生了翻天覆地的变化。对于癌症患者来说，救命药买不起、买不到的情况也已经得到了很大改善。以女性头号杀手——乳腺癌为例，二十年前，国内乳腺癌的治疗还是以化疗为主，唯一上市的靶向药物是进口药，价格昂贵，一个患者一个疗程下来就是四五十万元。

高昂的药价令很多乳腺癌患者"高攀不起"。随后陆续上市后的进口靶向药也都是价格不菲。为了让患者用得起、用得上肿瘤药物，这家企业十年磨一剑，在2018年成功上市了首个由我国自主研发的HER2受体抑制剂——吡咯替尼。吡咯替尼于2019年顺利进入国家医保，也成为首个在中国乳腺癌指南中地位超过进口药的国产药品。截至目前，吡咯替尼已经开展了5项乳腺癌Ⅲ期临床研究，入组了超过3000例乳腺癌患者，用实际数据证明了吡咯替尼是适合我国乳腺癌患者的国产创新药，给乳腺癌患者带来了新的治疗希望。

在吡咯替尼之后，该公司再接再厉，在2021年上市了另一款乳腺癌重磅产品——达尔西利。达尔西利是自主研发的口服、高效、选择性的小分子CDK4/6抑制剂。达尔西利为我国晚期乳腺癌患者的临床诊疗提供了更有力、更具实践性、更适宜的靶向治疗手段。

该企业始终将"立足中国国情，专注中国特色"作为研发布局的方向和指引。以近几年在肿瘤领域大放异彩的PD-1/PD-L1免疫检查点抑制剂药物为例。在研发早期阶段，国外的PD-1/PD-L1都将精力集中在国外高发的黑色素瘤和肺癌上，而我国的高发肿瘤与国外有所差异。如果只是盲目跟随国外的研发布局，那么就无法解决我国肿瘤患者的治疗需求。因此，卡瑞利珠单抗在研究布局时，除了肺癌，还重点关注并布局了肝癌、食管癌和鼻咽癌等高发肿瘤。

以肝癌为例，我国是肝癌第一大国，全世界一年有90多万新诊断的肝癌患者，其中近半数都在我国。不同于欧美国家和地区，我国肝癌的发生与慢性乙型肝炎病毒（HBV）感染密切相关。我国肝癌患者中，80%以上都是乙肝病毒携带者，且多数患者初诊时即为中晚期。因此，需要更多专门针对"我国肝癌患者"的临床研究，以彻底解决我国肝癌问题。

为此，该公司早在2016年就发起了首个针对我国肝癌人群的大样本免疫治疗临床研究，并在短短1年时间，入组了220例肝癌患者。对比国外同类药物研究发现，入组的我国肝癌患者不仅HBV感染比例更高，病情也更严重更复杂。然而，最终的研究结果显示，在入组患者基础更差的情况下，卡瑞利珠单抗取得了不弱于同类PD-1的疗效，首次证实了以HBV为主的我国肝癌患者可以从免疫治疗中获益。

2020年，卡瑞利珠单抗获批成为我国首个获批肝癌适应症的PD-1抑制剂，为晚期肝癌患者提供了更多生存希望。截至目前，卡瑞利珠单抗已相继在肺癌、肝癌、食管癌、鼻咽癌以及淋巴瘤五大瘤种中获批8个适应症，是目前获批适应症和覆盖瘤种数量领先的国产PD-1免疫治疗药物之一。

近十年国产创新药的蓬勃发展让我国患者实实

在在的获益。早在2020年，卡瑞利珠单抗就主动降价85%进入国家医保目录，患者扣除医保支付后年治疗费用均低于1万，真正让"天价抗癌药"变成了"平价药"。除了目前已经获批的五大瘤肿，卡瑞利珠单抗还布局了乳腺癌、胃癌、宫颈癌等多个癌种，未来有望造福更多患者。

从盲从到追随再到原创，该企业经历了三十年的转型发展，成长为国内领先的创新型制药企业。但是该企业还是一家年轻的制药企业。未来，将有越来越多的中国生物制药企业将继续坚持"创新为本，患者至上"的原则与宗旨，以癌症病人的需求为导向，为抗击肿瘤事业贡献更多中国力量、造福更多患者。

（作者：张晓静　夏燕　　审阅：张连山）

本土企业自主创新　让患者用得起、用得上肿瘤药物

抗肿瘤创新药临床研发如何"出圈"

"以患者为中心"成为圈内热点

近年来,几乎全球医疗卫生行业都在由"以疾病为中心"向"以患者为中心"转变。各国药品监管机构、医院、医药企业等都急切希望听到更多患者声音,以更好地满足患者的需求。将患者角色融入新药研发、监管政策路径中不仅有助于解决患者未满足的需求,实现患者获益的最大化,还将更易获得患者投入和配合,从而提高患者对临床试验的依从性,最终获得更高的研发成功率,提高患者及健康人群对于医疗监管机构的信任与信心;患者及其家庭成员是药物开发过程中的重要利益相关者,来自这些利益相关者的观点可能会支持对获益风险评估标准和临床治疗结果意义评估标准的优化,有助于监管部门的决策。

继美国食品药品管理局(FDA)制定了一系列以患者为中心的药物开发指导原则后,国家药品监督管理局药品审评中心接连发布3个指导原则的征求意见稿,包括《组织患者参与药物研发的一般考虑指导原则(征求意见稿)》《以患者为中心的临床试验设计技术指导原则(征求意见稿)》《以患者为中心的临床试验获益-风险评估技术指导原则(征求意见稿)》《以患者为中心的临床试验

实施技术指导原则（征求意见稿）》等，"以患者
为中心"的理念再次走进我国大众的视野。作为新
药研发的申办方，创新药企的研发人员如何从"以
疾病为中心"破圈而出，将"以患者为中心"这一
理念植根于临床研发的整个过程，需要临床研发人
员更深的思考。

突破研发"圈"，主动倾听患者声音

研发立项，急患者之所急

在研发立项阶段，挖掘特定疾病未得到满
足的临床需求，制定系统地收集患者观点的方
法和制度；临床试验之前，更多地倾听患者的
声音，确保临床开发方案适合患者的实际需
求，围绕患者视角确定并实施药物开发的全局
战略目标。

临床试验设计，思患者之所思

希波克拉底誓言中提到"为病人谋幸福是
其唯一目的"，临床研究亦不可脱离临床医学
的宗旨。"为病人谋幸福，以患者为中心"的
临床试验设计理念，要求申办者和研究者转变
观念，从"为临床试验找到合适的患者"转变
为"与患者一起设计、实施适合患者的临床试
验"，患者不再以受试者的单一身份被动完成
试验，而是深度参与临床试验。

那么，在确定临床试验设计方案时，研发人员可以自问：我们是否可以与患者讨论试验设计？是否可以回答患者的问题并解决了他们的担忧？患者是否会认同研究终点评估指标的设定，这些指标是否对患者具有临床意义？

灵活的临床试验设计，是实现以患者为中心的必要途径。《以患者为中心的临床试验设计技术指导原则（征求意见稿）》中指出，临床试验设计应充分考虑临床试验患者的感受，采用患者易于接受的设计。这就需要研发人员在保证科学性的同时，适时采用更灵活的试验设计。如适应性设计，就允许通过自身试验的各类数据，对试验进行有前瞻性、计划性的修改，并尽早与CDE沟通交流，从而提高试验的效率和成功率。在早期临床试验中采用适应性设计，则有助于使受试者尽早接受最佳疗效和安全性剂量的药物治疗，从而最大程度获益。

由于患者在许多方面存在个体差异，传统的试验方案通常基于相对狭窄的患者群体，因此很多时候，临床试验中表现良好的药物在医疗实践中表现却不尽如人意。幸运的是，多种创新临床试验设计已出现并被广泛应用于临床试验中，使得患者、研究者、申办方同时获益。

在此过程中，精准医学势必发挥极大的作用，正如《以临床价值为导向的抗肿瘤药物临床研发指导原则》中提到的，精准医学的优势包括更准确地识别新的药物靶点；明确适用的患者亚群特征；更具针对性的试验需要的患者库（统计学上有效）更小；增加监管批准的可能性；处方采用和报销的可靠性更高；市场独占期更长。

I-SPY 2试验就是一项体现精准医学优势的创新型平台试验，旨在研究在新辅助治疗背景下，新治疗方法对生物标志物定义的早期乳腺癌亚型的疗效。I-SPY 2"以患者为中心"的创新设计体现在：随机化可根据治疗反应而调整，即在乳腺癌亚组中将患者分配给最有希望的治疗或治疗组合，同时保持足够数量的患者被分配到标准治疗组；使用共同的对照组进行治疗比较；使用贝叶斯方法，确定是否或何时停止那些成功概率较低或不良反应较多的治疗方案，以及确定是否或何时将成功概率高的治疗方案推进到下一步治疗中。

此外，单病例随机对照试验（N-of-1 trial）也有望成为在没有先例可循的药物开发背景下，探索"以患者为中心"的药物研发新路径之一。N-of-1 trial摆脱了大规模试验，主要基于单个患者进行研究。研究过程可对疗效进行评估追踪，患者也有机会尝试更多积极的治疗。此外，N-of-1 trial有望有效测试罕见条件下的药物，并探索市场上已有的某些药物的再利用的潜力。精心设计的N-of-1 trial也可以支持药物开发，通过观察一系列N-of-1 trial的结果的积累，研究人员将能够评估治疗方案在共享特定基因组人群中的有效性。目前N-of-1试验尚未得到广泛开展，希望未来随着研究者、监管机构和医药行业积累更多数据，能够对N-of-1药物的研发，有更为全面的认识。

临床研究实施阶段，感患者之所感

当ICH将基于风险的监查（risk based monitoring）引入GCP时，去中心化就已经开始正式闯入临床试验的世界了。2020年新冠疫情暴发，无论是申办方还是研究者都越来越觉得去中心化的必要性，CDE也出台了一系列有关去中心临床试验管理的指导原则。

去中心化的目的并不是单纯简化临床研究的工作，而是为了抓住其关键步骤，集中力量来提高临床试验效率，把好钢用在刀刃上，在科学的前提下，加快新药研发的进度。去中心化临床试验（decentralized clinical trials，DCT）往往依托互联网和云技术，或可穿戴医疗设备远程收集数据，将受试者参与研究的障碍最小化，也使得研究过程中全程不间断手机患者数据成为可能。在这些技术支持下，"以患者为中心"的新型临床试验实施可能获得比传统临床研究更多维度和全面的数据，可更精确地评价药物和治疗之间的良效关系。

临床试验结果报告与分享

2013年10月，第64届世界医学协会大会修改了两项原则，其中一项特别要求研究人员进行临床研究的前瞻性登记，会议倡议"涉及个人受试者的每一项研究必须在招募第一名受试者之前在公开数据库中登记"。

如今全球主要医药市场的监管部门（包括中国、美国及欧洲等）均要求申办者在研究开始前将临床研究登记在临床试验注册网站，且要求在研究结束后一定时间内将专业研究结果摘要和科普摘要一并在注册网站上提交，申办者应尽量以通俗易懂的语言对临床试验的目的、过程和结果的简要总结，以方便患者及社会大众能够知道并且理解他们想获得的数据和结果。

目前，公开和分享研究结果已经在业界成为一项伦理义务，国家药品监督管理局药品审评中心（CDE）也在2021年初发布了《药品审评审批信息公开管理办法》，审评机构和研发人员（包括申办者和研究者）都在尽力向公众诠释最完整和最准确的研究数据和结果。类似的努力也保证了受试者对临床研究参与的完整性。

临床研发的"出圈"，需跨圈但不可弃圈

"以患者为中心"的临床试验重点在于提倡患者参与临床试验全过程的理念，但其与传统临床试验之间并不存在截然不同的区分标准，科学性仍然是临床试验必须遵循的基本原则，临床试验数据的真实性、完整性、规范性是对研究药物的有效性和安全性进行正确评价的基石。而基于"以患者为中心"理念的临床试验中，不乏在研究中心外采集的

数据，这些数据是否真实、完整、规范，尚需更多研究进行验证。此外，现阶段"以患者为中心"的部分"去中心化"技术手段尚未成熟，有待各行业从业人员共同努力，真正做到"以患者为中心"进行临床研发，最终实现患者、研究者、申办方和监管部门的"四赢"。

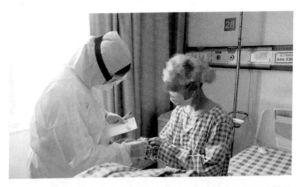

新冠疫情期间，参加君实生物临床试验项目的受试者冲破重重困难，仍能正常来到医院接受治疗，也体现了以患者为中心、减轻患者负担的理念。（图片来源：医药经济报）

综上所述，相信在不久的将来，"以患者为中心"的研发理念，会随着新药临床试验在伦理、科学方法和工具开发上的不断深入和改进，成为医药研发过程中不可或缺的重要组成部分。

（作者：邹建军）

以可负担的创新 为生命护航

"时间就是生命""时间就是金钱",于很多癌症患者和家庭而言,这两句话是生活中每一天的真实投影,活一天就是"赢"一天,"赢"得更多与家人相处的机会。都说世界上没有真正的感同身受,但在一家本土创新企业复宏汉霖,有一群人每天不懈努力,希望能让更多患者用上高质量、可负担的创新生物药,令患者真实受益,他们将守护患者生命视作自己工作的意义。

志存高远

2010年的中国,大多数肿瘤等重大疾病的患者难以负担高质量却昂贵的进口药,目睹了这些痛点的两位华人科学家,携手复星医药创立了复宏汉霖。可以说从创立之初,复宏汉霖就立志于为更多患者提供可负担的高品质生物药,就如为久旱的土地带来甘霖。

该公司精耕肿瘤、自身免疫性疾病、眼科疾病等领域,创立后的短短十余年间就获批上市了5款生物药,包括国内首个生物类似药利妥昔单抗、曲妥珠单抗、阿达木单抗、贝伐珠单抗与斯鲁利单抗。

其中,汉曲优(注射用曲妥珠单抗)是明星靶向药曲妥珠单抗的中国籍生物类似药,不仅在中国获批，更作为中国首个自主研发的中欧双批单抗药物走向世界舞台，目前已经在英国、法国、德国、瑞士和澳大利亚等30多个国家获批上市。而汉曲优这样的本土生物类似药的出现，不仅为患者提供了更多的治疗选择，打破了原有的市场格局，更在很大程度上促进了良性竞争，众多以前昂贵的生物药已经进入医保，"飞入"寻常百姓家，让疾病治疗变得"可负担"。截至目前，该药于我国已惠及约10万名患者。

生命有光

公司的第五款产品，也是首款创新产品是抗PD-1单抗H药斯鲁利单抗，目前已有2项适应症获批上市，2项适应症上市申请获受理。自2022年3月获批上市以来，H药已在中国获批用于治疗微卫星高度不稳定（MSI-H）实体瘤和鳞状非小细胞肺癌，惠及逾9,700名中国患者。围绕H药，公司积极推进其与公司其他产品的协同以及与创新疗法的联合，广泛覆盖肺癌、食管癌、头颈鳞癌和胃癌等适应症，全面覆盖肺癌一线治疗。首个获批的适应症为微卫星高度不稳定（MSI-H）实体瘤，听上去虽有些生僻，但正是目前精准治疗发展的重要代表。简单来说，只要通过基因检测存在MSI-H，无论哪种晚期癌症，都可以使用H药进行治疗。而且MSI-H作为一种表型，常见于结直肠癌、子宫内膜癌、胃癌等癌症，我国每年新发MSI-H肿瘤患者高达30万。抗PD-1单抗作为重要的免疫治疗药物，对于MSI-H特征型实体瘤患者具有较好的治疗效果。而后续H药用于治疗鳞状非小细胞肺癌的注册性临床试验也取得了很好的中位无进展生存期（PFS），支持了H药在2022年获批这项适应症。

占肺癌总数15%~20%的小细胞肺癌，是肺癌中侵袭性最强的亚型，分为局限期小细胞肺癌和广泛期小细胞，恶性程度高、转移早、疾病进展迅速，总体预后不良。而近年来多款抗PD-1单抗在小细胞肺癌领域接连折戟，这一适应症渐渐成了"阳光难以照到的角落"。为此，该公司在中国、土耳其、欧盟、波兰、格鲁吉亚等多个国家和地区开展了一项国际多中心Ⅲ期临床研究，入组了近600位广泛期小细胞肺癌患者，优异的一线小细胞肺癌总生存期结果更是刷新全球纪录。基于试验结果，H药此项适应症上市申请已经获得国家药监局受理。公司仅用不到两年的时间即完成这项临床试验的入组，这一"加速度"也在国际上展现了中国本土PD-1药物研发对免疫治疗药物研发、临床运营的丰富经验和深刻理解，试验结果在国际医学顶级期刊*JAMA*上正式发表。

向光而行

在行业里，患者被称为受试者，医药企业则属于申办方。申办方发起临床试验，受试者参与临床试验，这看似冷冰冰的关系和程式化的专业术语背后，汇集了许多个家庭对生命的渴望和无数人排除万难的付出，承载着科学的暖意和人性的温情。

李霄云是公司一名临床项目运营人员。2017年，她85岁高龄的爷爷查出肺癌，医生告诉李霄云，有一种叫作PD-1的肿瘤免疫疗法，药效更好、治疗不良反应更轻，但内地没有，只能去香港地区购买。亲历了家人的患病求药，让她更开始关注PD-1在国内的研发进展。2年后，李霄云接到了复宏汉霖抛来的橄榄枝。公司在H药上的布局和致力于提供可负担的高品质生物药的理念，便是让她加入公司的重要因素。

李霄云所在的临床运营团队有180多人，从项目启动、受试者入组招募，到样本收集、数据录入等，这个团队紧密跟踪临床试验的每一个流程，并与临床中心保持高效沟通，保障临床试验稳步开展。李霄云回忆道："记得是2020年，有一位来自外地的患者要到上海参与我们H药的临床试验。然而由于疫情封控要求，这位患者入沪需要14天隔离，我们就协助临床中心一起想办法找可以隔离住宿的地方。从项目整体来看，他可能只是我们招募的众多受试者中的一位，并不会对我们的数据造成非常大的影响。但对于患者本人和他的家庭来说，能够及时获得有效治疗就多了一份希望。"

2021年7月20日，河南郑州遭遇特大暴雨灾害。摆在公司面前的是两难局面，依照政府给出的防汛应急抢险指引，整个城市进入Ⅰ级应急响应，受灾区域的单位和群众纷纷撤离，可在郑州市的一家临床试验中心，有大量的受试者样本待收集，若不能及时回收，则会影响受试者继续参与试验及后续疗程。临床运营团队在最短的时间内迅速应变，带着冲锋舟赶赴医院成功抢救样本。"洪水是很危险的，可我们也别无选择，因为患者把生命托付给了我们，必须勇敢走下去。"

天灾人祸虽不可避免，但从受试者入组、到确保受试者能够有药可用、持续接受有效治疗，我们始终秉持"以患者为中心""一切以伦理为准"的原则一路前行。在守护患者与病魔斗争的生命接力赛中，和时间赛跑，每个环节精益求精，不断刷新药物研发和临床运营的速度，降低受试者成本，力争为更多患者的生命打开更多的可能。

马丁·路德·金说过：信念可以让人在绝望之山开采出希望之石。致力于为全球患者提供可负担的高品质生物药，实实在在惠及更多患者，是复宏汉霖的信念，也将引领着公司在未来以可负担的创新，为更多生命护航。

文章中提及的人物已经本人确认

（作者：韩佳逸）

编者简介及致谢

秦叔逵教授

中国临床肿瘤学会（CSCO）副理事长、CSCO肝癌专家委员会主任委员、东部战区总医院秦淮医疗区主任医师

洪明晃教授

中山大学肿瘤防治中心临床研究部

李雪琪

中山大学肿瘤防治中心硕士研究生

曹素梅

中山大学肿瘤防治中心预防研究科主任、研究员

梁露霞博士

杭州英放生物科技有限公司创始人、CEO

孟丹

上海观合医药科技股份有限公司首席病理专家

孟艺

上海观合医药科技股份有限公司总经理助理

徐立教授

中山大学肿瘤防治中心主任医师，肝胆胰师生党总支

书记、中山大学肿瘤防治中心伦理委员会副主任委员

杨子良
中山大学肿瘤防治中心在读研究生

何侠教授
江苏省肿瘤医院/南京医科大学附属肿瘤医院、副院长、主任医师

胡耀方教授
南部战区空军医院肿瘤科主治医师

王风华教授
中山大学肿瘤防治中心主任医师

胡鑫博士
日本国家儿童健康与发育医学中日本国立成成育医疗研究中心移植免疫研究室研究员

陈晓媛教授
清华大学医学院

李艺博士
清华大学医学院

常建青
杭州泰格医药科技股份有限公司政策法规事务副总裁

王斌辉博士

施维雅（天津）制药有限公司首席医学官、首席患者事务官

曹茂华

仁智（苏州）医学研究有限公司项目管理部总监

胡思佳

杭州思默医药科技有限公司副总经理

曹烨教授　黄雯靖　张月月　李家宁　王志强　陈群
王潇潇　刘芙蓉　赵佰田

广东省中山医院肿瘤医院临床研究部办公室师生党支部、团支部

许重远教授

南方医院国家药物临床试验机构办主任、药物临床试验中心主任兼Ⅰ期临床试验研究室主任

白楠教授

中国人民解放军总医院伦理办公室主任

曹玉教授

青岛大学附属医院，青岛大学附属医院临床试验中心和临床试验机构副主任，临床试验中心和临床试验机构办公室主任，I期临床研究中心主任

陈晓云教授

上海中医药大学附属龙华医院风湿科主任医师，现任
上海中西医结合学会风湿病专业委员会委员

江一峰教授

上海市第一人民医院伦理办公室主任

陆麒教授

上海交大医学院附属仁济医院伦理委员会办公室主任

沈一峰教授

上海市精神卫生中心药物临床试验机构办公室主任

盛艾娟教授

首都医科大学附属北京佑安医院伦理办公室主任
及CCHRPP（中国临床研究能力提升与受试者保护高
峰论坛）工作小组

任丽丽

上海首嘉医学临床研究有限公司运营部运营副经理

卢燕华、梁金兰、黎绮莹、张颖芯

上海首嘉医学临床研究有限公司

谢小叶

上海首嘉医学临床研究有限公司项目管理部 APM

毛冬蕾

研发客主编、临床研究促进公益基金副主编

殷丹妮

研发客资深编辑

张佩

杭州思默医药科技有限公司协调部南区中心管理者

吕伟惠

杭州思默医药科技有限公司助理项目经理

王君宇

杭州思默医药科技有限公司临床协调部前中级临床研究协调员

肖传良

仁智（苏州）医学研究有限公司患者招募专员

冯莉娟

杭州思默医药科技有限公司临床研究协调员

任燕

上海首嘉医学临床研究有限公司项目经理

陈剑

上海首嘉医学临床研究有限公司运营部高级临床研究协调员

杜依妮

北京天誉远医学技术发展有限公司临床研究协调员

陈林琳

上海首嘉医学临床研究有限公司运营部临床研究协调员

袁思琦

杭州思默医药科技有限公司高级临床研究协调员

张连山博士

江苏恒瑞医药股份有限公司高级副总经理、全球研发总裁

张晓静博士

江苏恒瑞医药股份有限公司助理医学总监

夏燕

曾就职江苏恒瑞医药股份有限公司

邹建军博士

上海君实生物医药科技股份有限公司执行董事、副总经理、全球研发总裁

韩佳逸博士

上海复宏汉霖生物技术股份有限公司公众传播高级经理

后记

"以患者为中心"开发肿瘤新药

时间过得真快，《药物临床试验受试者小宝典》出版一年了。

这一年里，新药临床试验数量在持续增加。国家药品监督管理局药品审评中心首次发布《中国新药注册临床试验进展年度报告（2020年）》后，2022年发布了第二份年度报告。从这两份报告我们可以清楚地读到，2021年药物临床试验登记与信息公示平台（http://www.chinadrugtrials.org.cn）年度登记总量首次突破3000项，与2020年相比较，年度登记总量增加近三成。新药临床试验数量为2033项，较2020年登记量增加近四成。其中，肿瘤药物临床试验数量所占比例最大，肿瘤成为最集中的治疗领域。这充分显示了我国的肿瘤药物研发正处于蓬勃发展阶段。我们还看到，新的治疗手段使得恶性肿瘤呈现慢病化趋势，肿瘤患者的生存期不仅进一步延长，同时对药物的安全性、治疗体验和生存质量有了更高的期望，肿瘤受试者对临床试验中的体验也同样有了更高的期望。

对于药物临床试验受试者，这一年最明显的进展就是药品监管部门和研发企业对药物临床试验受试者的关注提升到了全新的高度，正一步步体现在制度里和实践中。为什么会有这样的变化呢？对于持续增加的药物临床试验，包括肿瘤药物临床试验，它们的导向应该是什么？谁应该成为关注的中心和被倾听的对象呢？

这又回到了最初之问，为什么开发新药？为什么做临床试验？来自相关各方的共识，包括患者，或者说药物的最终使用者，都是为了满足患者的健康需求。

对于肿瘤药物临床试验，蓬勃发展的同时，药物作用靶点扎堆明显，反映出肿瘤新药差异化开发依然有很长的路要走。为了引导新药研发企业落实以临床价值为导向，以患者为中心的研发理念，促进肿瘤新药科学有序的开发，国家药品监督管理局药品审评中心于2021年11月发布了《以临床价值为导向的抗肿瘤药物临床研发指导原则》。国家药品监督管理局2022年8月发布公告，自2023年7月31日起，启动的药物临床研究的相关要求适用《E8（R1）：临床研究的一般考虑》。

这个修订版指导原则的突出变化之一就是首次提出患者参与药物研发。为了有效指导，国家药品监督管理局药品审评中心于2022年7～8月连续发布了几个技术指导原则（征求意见稿），包括指导和组织患者参与药物研发的一般考虑、以患者为中心的临床试验设计、以患者为中心的临床试验获益-风险评估和以患者为中心的临床试验实施等，其中《组织患者参与药物研发的一般考虑指导原则》已于2022年11月发布实施，以指导临床试验申请人通过有效的组织工作，更好地获得患者的体验信息和数据，从而提高整体药物研发的质量和成功率。

患者最了解自己的临床需求，因此患者及其家属等的意见在药物研发的所有阶段都有着不可替代的重要意义和价值。从研发立题到整体研发计划、从临床试验设计、临床试验开始前、临床试验实施中以及完成临床试验后等各个阶段全程参与，邀请患者/患者代表参与提供反馈信息，包括对所患疾病的看法，患者的需求、对患者有意义的终点、合适的研究人群和研究持续时间等。患者及其家属等的有效参与可以加深他们对研究的理解，减少疑虑，增加信任，这有利于提高患者参加临床试验的积极性和依从性。这些也都是临床试验关键质量要素的组成部分。

新药研发的根本价值是解决临床需求，实现患者获益最大化。药物研发以患者需求为中心，以临床价值为导向，可以提高药物研发的质量和成功率，从而改善临床用药现状，增加临床用药的选择，最终惠及患者。

邀请肿瘤患者参与新药研发，倾听肿瘤患者的声音，需要肿瘤患者做什么准备吗？

1 首先应该本着自愿参与讨论的原则，而参与讨论并不意味着自己的意见必须被采纳，也不意味着必须参加药物临床试验；

2 准备充分的时间了解参与工作的详情并完成知情同

意书签署，其内容可包含：参与内容简介、参与形式、预计时间、可获得的补偿、涉及录音录像材料和组织工作产出的所属权、个人信息收集和处理流程、参与的获益和风险等；

3　签署保密协议，以保护自己的隐私和信息；

4　确定参与过程透明，了解收集到的信息将如何使用、信息公开的范畴、参与过程中可能产生的费用等内容，包括申请人联系方式、联系人员、网址等内容，并了解什么是临床试验、在哪里可以获得药物研发和临床试验相关信息等；

5　保守商业秘密，参与药物研发的患者不能披露申请人的商业秘密、未披露信息或者保密商务信息等，以保护知识产权和投资等，也应签署保密协议。

　　为了更有效地参与肿瘤新药研发，有必要储备肿瘤新药研发和临床试验的科普知识。希望《药物临床试验受试者小宝典》、《肿瘤药物临床试验受试者小宝典》和临床研究促进公益基金公众号里的系列科普读物在这方面能帮助到您。

　　没有受试者参与，就没有临床试验；没有临床试验，就没有新药；没有新药，又如何应对未满足的临床需求。让我们一起加油！

（作者：常建青）

「以患者为中心」开发肿瘤新药

期盼更多肿瘤新药造福身边患者

在我身边，有不少不幸罹患癌症的朋友和亲人，看到这些抗癌斗士顽强乐观地与病魔斗争，服用不良反应较大的化疗药、靶向药却依然坚持工作、照顾家人、积极锻炼，都会令我莫名感动，并衷心期待肿瘤患者能参与更多有临床价值的新药临床试验，不断有好药被研发出来。

带着这样的心情和使命感，我参与了第二部面向受试者的科普读物——《肿瘤药物临床试验受试者小宝典》书籍的编写，是为了给肿瘤患者和患者家庭带来更多实用、科学的肿瘤药物临床试验知识，让他们面对疾病时不要惧怕，积极治疗，笑对人生。

第二部书籍延续了第一部《药物临床试验受试者小宝典》科普、专业的风格，并万分荣幸地邀请了中国临床肿瘤学会（CSCO）副理事长、东部战区总医院秦淮医疗区的秦叔逵教授作为本书主审，同时集结国内众多知名专家学者的洞见，并由原班编辑团队打造。

与上一本书最大不同点在于，本书集中反映了肿瘤药物临床试验的基本知识、政策法规、专家访谈和受试者故事。肿瘤药物试验与常规药物试验的不同之处，在洪明晃教授的前言中已有了详细的叙述。而我在编撰中有如下几点最深的感悟。

首先，肿瘤仍是当今人类最大的疾病杀手且

不断发展。据世界卫生组织统计，2020年全球有1930万人被诊断患有癌症，1000万人死于癌症。癌症已成为全球第二大死因。全球1/5的人在其一生中都会罹患癌症。面对一些罕见肿瘤，人类仍然没有有效的治疗药物。所幸的是，科学家不断发明新的治疗手段，从化疗、靶向治疗，再到细胞基因治疗……而当下备受关注的肿瘤免疫治疗的靶点除了耳熟能详的PD-1、CTLA-4和LAG3以外，NKG2D、TIM3、TIGIT等新靶点也不断被发现；新老肿瘤药联合治疗也运用的风风火火；NK细胞、T-CRT等细胞疗法也越来越从基础研究走向临床运用。无怪乎，肿瘤领域出现"扎堆"的研发现象，但也从侧面反映出该领域的临床需求远远没有被满足。

第二，来自各环节的参与热情。国家药品监督管理局药品审评中心出台多项与肿瘤药物临床开发相关的技术指导原则，率先在肿瘤药物研发领域提出"以临床价值为导向""以患者为中心"的理念，可谓走在了前列（关于法规方面的变化，请见常建青副总的介绍）；在临床研究机构层面，国家级别的临床研究中心、CSCO组织下的新老研究者全力参与试验方案设计、实施，保证试验进度和质量，这在本书专家访谈中展现得淋漓尽致；申办方以本土企业为代表，肿瘤药新药研究已迈进了全球新药临床试验的第一梯队，越来越多本土企业开始产出原创新药，满足国人医疗实践和临床需求；患者组织的崛起，受试者不再是被动参与试验而是积极主动学习专业知识，并向肿瘤专家反馈自己的建议。由此，肿瘤创新药生态环境已经形成，它需要上述所有人员的精诚合作。

最后，衷心感谢在编辑本书过程中，给予我殷切指导的秦叔逵教授、洪明晃教授、常建青副总、所有在百忙中为我们抽空撰稿的科学家、研究者、企业家、CRC、接受我们访谈的新老一辈的学者、为我推荐专家访谈的泰格医药的陈海营女士及相关企业，是你们的热情参与和敬业精神令这本书得以问世。

一位身患癌症的亲人昨天给我发来一段他在篮球场飞奔投篮的视频。年轻时，美国篮球运动员迈克·乔丹是他的偶像，他希望，即便是带癌生存，他也能像乔丹那样在球场上自由驰骋；更衷心盼望我的亲人能痊愈，所有肿瘤患者都能幸福康安！

（作者：毛冬蕾）